비만 히스테릭

비만 히스테릭

2010년 11월 19일 초판 2쇄 발행
2010년 2월 1일 초판 1쇄 발행
지은이 이대택

펴낸이 이원중 책임편집 김재희 디자인 박선아 출력 경운출력 인쇄·제본 상지사
펴낸곳 지성사 출판등록일 1993년 12월 9일 등록번호 제10 - 916호
주소 (121 - 829) 서울시 마포구 상수동 337 - 4 전화 (02) 335 - 5494~5 팩스 (02) 335 - 5496
홈페이지 www.jisungsa.co.kr 블로그 blog.naver.com/jisungsabook 이메일 jisungsa@hanmail.net
편집주간 김명희 편집팀 김찬 디자인팀 박선아

ⓒ 이대택 2010

ISBN 978 - 89 - 7889 - 209 - 4 (04510)
ISBN 978 - 89 - 7889 - 204 - 9 (세트)

잘못된 책은 바꾸어드립니다. 책값은 뒤표지에 있습니다.

이 도서의 국립중앙도서관 출판시도서목록(CIP)은 e-CIP 홈페이지(http://www.nl.go.kr/ecip)에서
이용하실 수 있습니다.(CIP제어번호: CIP2010000099)

이대택 박사의 인간과학 02

비만 히스테릭

이대택

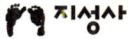

들어가는 말

건강과 비만에 관한 잘못된 진실

I

짧지 않은 미국 생활을 마치고 한국으로 돌아오니 내가 이방인 같다는 느낌을 받았다. 많은 것들이 바뀌어 있었고, 다양한 문화에 적응해야 했다. 내가 앞으로 살 곳이니 가능하면 빨리 습득하려고 노력했다. 새로운 것에 적응하는 데는 나름대로 시간도 필요했다. 첫 직장을 잡았다. 인생에서 공식적인 첫 직장이니 그 설렘과 긴장이 어떠했겠는가. 그런데 막상 일을 시작하려니 난감했다. 분명 내가 잘할 수 있는 일을 할 것이라 기대했건만 그렇지 못했던 것이다. 나에게 주어진 업무는 내 전공 분야도 아닌 운동처방이었다. 사실 그때까지만 해도 나는 운동처방이 무엇을 해야 하는 일인지 잘 몰랐다. 미국에서 공부하는 동안에도 인지하지 못했던 정체불명의 영역이었으니 말이다.

    정신없이 시간은 갔다. 하는 일이 운동처방과 연관된 업무이다 보니 관련된 공부를 하게 되었고, 필요하다고 생각되는 자료도 수집했다. 때는 1990년대 말이었고, 황수관 박사의 신바람 건강법 때문에 온 나라가 운동에 대한 관심과 참여 열기로 들끓고 있었다. 마라톤과 인라인스케이트, 빠르게 걷기 등 다양한 스포츠와 운동들이 급속도로 각광받기 시작했다. 나도 이러한 운동 신드롬에 한몫했다. 쏠쏠히 원고 청탁이 들어왔다. 그 많은 원고에서 나는 운동은 어떻게 하는 것이고, 어떤 운동이 효과적이며, 살을 빼려면 어떻게 해야 한다고 썼고, 또 이를 강조했다. 조금 아니다 싶었지만 사소한 문제로 치부했고 대수롭지 않게 지나쳤다. 오히려 많은 새로운 정보를 더 상세하게, 보다 친절하게 기술했던 것으로 기억한다.

    지금 돌이켜 생각해보면 아니었구나 싶다. 내가 썼던, 그리고 강조했던 그 내용들이 틀려서가 아니다. 비록 의도적이지 않았다 하더라도 운동선수에게나 적용될 법한 이론적인 내용들을 마치 보통사람들도 효과를 볼 수 있는 것처럼 내용을 둔갑시켰기 때문이다. 내가 자책하는 부분은 나무만 바라보고 숲은 보지 못했다는 점이다. 운동은 분명히 인간의 육체를 변화시키는 효과가 있다. 그러나 우리가 알고 있는 운동이 우리가 원하는 식으로 모든 사람들을 바꿀 수는 없다. 당시 나는 이 단순한 사실을 간과했다. 몰랐던 것이 아니라 잠시 소홀했던 것이다.

　내가 이 글을 쓰는 이유는 간단하다. 개인적으로는 알고 있었음에도 사소하게 여겨 간과했던 것들을 다시 정리해보자는 의미이다. 차분히 내 자리로 돌아와서 과학적 증거들을 뒤적여 그 진위 여부를 가리겠다는 것이다. 동시에 내가 알고 있는 것이 무엇이며, 내가 모르고 있던 것이 무엇인가를 다시 한 번 짚고 넘어가야겠다는 마음도 있다. 내가 이 글을 쓰는 궁극적인 이유는 많은 사람들에게 잘못 알려져 있는 비만과 건강에 관한 올바른 과학적 증거들을 알리고 싶어서이다. 그리고 지금 우리 사회가 알고 있다고 생각하는 많은 것들이 사실이 아니라는 것을 알리고 바로잡기 위함이다. 왜냐하면 우리가 알고 있는 체중과 비만 그리고 운동과 다이어트가 상당 부분 과학적 증거라는 가명으로 우리 사회에서 잘못 알려져 있기 때문이다. 공부하는 사람으로서 이를 알리는 것은 책무이자 의무라고 생각한다.

II

　병원에서 한 남자가 건강검진을 받는다. 곧이어 그는 의사와 대화를 나눈다.

　"체중이 좀 나가시네요."

　"아! 예, 좀……."

"체중이 많이 나가시면 건강에 안 좋아요."
"아, 네."
"혈압도 좀 있으시고……."
"……."
"체중 좀 줄이셔야겠네요."
"네? 어떻게 하야……."
"좀 조게 드시고요……."
"……."
"운동은 하세요?"
"아니, 뭐 별로……."
"운동 좀 하시고요, 혈압이 있으시니까 짠 음식하고 기름진 음식은 좀 적게 드시고요."
"아…… 네!"
"한 달 후에 다시 한 번 오시지요."

익숙한 내용이다. 이 대화가 익숙한 이유는 대화 속에 의사와 환자 그리고 우리들 사이의 암묵적인 전제가 깔려 있기 때문이다. 일단 체중이 많이 나가면 건강에 좋지 않고, 체중감소를 위해 가장 좋은 방법은 덜 먹고 운동을 많이 하는 것이며, 체중을 줄이고 음식을 조절해서 먹으면 건강상에 이득이 온다는 전제이다. 누군가가 그렇다고 생각하는 지극히 당연한 전제이다.

의문을 품어본다. 정말 그럴까? 체중을 줄여야 건강해지는 것일까. 체중을 줄이기 위해서는 덜 먹고 더 움직여야 하는 것일까. 우리 사회는 정말 너무 잘 먹고, 움직이는 데 인색해서 비만증에 허덕이고 있는 것일까. 그리고 비만 문제는 사회적으로 점점 더 심각해지고 있는 것일까.

이러한 나의 의문은 이를 뒷받침할 수 있는 정확한 자료를 보고 싶다는 욕구로 번졌다. 공부하는 사람들은 눈으로 증거를 보기 전에는 쉽사리 믿지 않는 습성이 있는데, 나 또한 이런 습성이 배어 있었나 보다.

공부하는 사람들의 또 다른 특징은 자신의 전공 분야 이외에 다른 전공에 대해서는 깊숙이 개입하지 않는다는 것이다. 이는 그 분야에 대한 지식이 얕기 때문이기도 하지만, 해당 전문가들이 어련히 알아서 잘 할까 하는 믿음에 신경을 쓰지 않는 측면도 있다. 또 학문을 업으로 삼는 사람들의 세계에서는 괜스레 남의 분야를 건드리지 않는 것이 일종의 예의이기도 하다.

그런데 의문에서 시작해 수집한 연구결과들을 보면서 나의 의문은 의심으로 바뀌어버렸다. 내가 알고 있던 많은 것들, 그리고 우리 사회에 알려진 많은 것들이 과학적 근거와는 거리가 멀다는 것을 발견하게 되면서부터였다. 사실 모든 것들이 완벽할 수는 없다. 특히나 과학에서는 거의 모든 분야에서 논란의 소지가 존재한다. 개인적으로도 가능하면 작은 문제로 침소봉대하기를 원하지 않았다. 그런데 그러기에는 문제가 심각했다. 내가 알고 있던 많은 것들이 부분적인 쟁점의 수준이 아니라 이 분야의 전 영역에 걸쳐 과학적 근거와는 전혀 다른 내용으로 사람들에게 알려지고 있었던 것이다. 오히려 그 반대의 증거들이 더 믿음직스럽게 다가왔다. 이러한 학문적 경험은 내가 그동안 궁금해하거나 좀처럼 수긍할 수 없었던 의문점들과 맞물리면서 더욱 강한 의구심을 만들어냈다.

과학은 우리에게 관찰되는 현상을 객관적인 방법으로 분석하고 해석하는 과정을 필요로 한다. 그리고 이 과정을 통해 도출된 결과에 대해 모두의 공감대를 형성함으로써 보다 구체적인 다음 단계의 질문으로 전진하게 된다. 더 진보된 바람이라면 과학에서 얻어진 결과와 결론은 강한 예측력을 가진다. 그 예측력은 결국 거꾸로 돌아가 연구에 이용된 현상을 예견하는 데 사용된다. 그런데 건강증진에 곤련된 많은 주제들, 특히 체중과 체지방, 비만, 다이어트, 체중조절은 과학이라는 옷만 걸친 채 잘못 해석되어 전달되고 있다. 심지어 인위적인 왜곡까지 엿보인다.

믿고 싶은 것과 믿을 수 있는 것은 다르다. 믿을 수 있으려면 믿게끔 하는 근거가 확실해야 한다. 나는 내가 믿고자 하는 것을 믿기 이전에 그것이 근거를 갖고 나를 설득하기를 원한다. 내가 이 글을 쓰고자 한 이유도 바로 이 지점에서 출발한다. 바로 근거이다. 혹시 우리 사회는 믿고 싶으면 아무런 확인 절차도 없이 믿어버리는 오류를 범하고 있지는 않을까. 혹시 내 전공 분야인 인간에 대한 생물학적 연구 증거들이 대중에게 잘못 전달되고 있는 것은 아닐까. 만약 그렇다면 내게도 이를 바로잡아야 할 의무가 있을 것이다.

나는 비만학자가 아니다. 단지 환경생리학을 전공한, 굳이 분류하자면 응용생리학자라고 할 수 있다. 내가 가진 비만에 대한 지식은 생리학을 공부하면서 우연히 또는 필연적으로 접하게 된 체지방에 관한 지식, 대학에서 학생들을 가르치면서 이 주제에 관해 강의했던 내용, 그리고 몇몇 연구 용역을 통해 비만이라는 내용을 다뤄왔던 것이 전부이다. 물론 이 정도도 적지 않은 경험이기는 하지만 비만을 전문으로 연구하는 분들에 비하면 하찮다.

그러나 비만을 전공하지 않은 사람의 눈에도 번연히 과학적인 측면에서 문제점이 보이고, 내가 경험한 학계나 실제 생활에서의 관찰 그리고 사회에서의 비만에 대한 인식이 객관적 사실에서 멀어져 있다면 이것은 분명히 문젯거리가 아닐 수 없다. 정통 비만 전공자가 아니어서 자기 주제도 모르고 덤비는 꼴이 될 수도 있겠으나 오히려 그렇기 때문에 이 문제에 관해 별다른 이해관계 없이 객관적으로 판단할 수 있지 않을까 싶기도 하다.

마지막으로 이 책은 상당 부분 미국의 경우를 사례로 들어 설명한다. 여기에는 2가지 이유가 있는데, 하나는 우리가 알고 있는 비만에 관한 많은 정보와 논리의 보급이 미국에서 시작된 것이기 때문이다. 다른 하나는 비만에 관한 사회적 논란이 우리보다 먼저 진행되었기 때문이다. 이것은 우리가 겪어야 하는, 또는 겪지 않아도 될 상황을 미리 조명해볼 수 있다는 의미를 갖는다. 조금은 극단적인 방향으로 치닫는 미국 사회를 통해 우리에게도 잠재되어 있을지 모를 상황을 진단하는 데 도움이 될 것이라 믿는다.

북악골에서
이대택

차례

들어가는 말   4

1부 인간, 건강, 비만   17

1. 생활습관병과 인간수명   18
2. 장수하는 현대인   21
3. 비만에 대한 해석 오류   25
4. 비만과 질병과의 진실된 관계   30
5. 체중에 대한 프래이밍햄 심장연구의 결론 변천   35

2부 비만의 위험성에 대한 논란   41

6. 위험한 몸무게의 탄생 역사   42
7. 신체질량지수의 등장   46
8. 과체중이 위험하다는 주장들   50
9. 과체중이 문제되지 않는다는 주장들   55
10. 체중이 문제라는 연구들의 문제점   62
11. 병력학 연구의 한계?   68

3부 비만 살찌우기 · 73

12. 비만이란 질병의 의료상품 · 74
13. 비만을 살찌우는 세력들 · 78
14. 비만 정치 · 88

4부 체중, 체지방, 체구성 · 93

15. 부정적 인식의 시작, 평균체중의 탄생 · 94
16. '평균'에서 '이상'으로, '이상'에서 '희망'으로 · 103
17. 구원투수로 등장한 신체질량지수 · 106
18. 비만 평가의 불안정성 · 110
19. 임의적으로 설정되는 비만 기준 · 113
20. 때와 장소에 따라 변하는 기준들 · 119
21. 체지방률의 설정 · 126
22. 체지방은 어떻게 측정되는가 · 130
23. 체지방에 대한 잘못된 해석 · 135
24. 체구성은 어떻게 해석되어야 하는가 · 140

5부 효과 없이 위험하기만 한 다이어트   147

25. 불가능에 가까운 다이어트와 체중감소   148
26. 결국 체중을 더 늘리는 다이어트   157
27. 체중감소가 건강하게 한다는 거짓말   165

6부 움직임을 통해 얻어지는 체중과 건강   171

28. 운동과 신체활동   172
29. 체중조절을 위한 운동의 필요성 대두   176
30. 운동권장량의 등장과 변천   180
31. 운동에서 신체활동으로   185
32. 인간의 움직임량?   191
33. 신체활동량 정량화   196

7부 체중과 움직임   203

34. 움직임의 결과물인 체중   204
35. 커지는 체격, 떨어지는 체력   211

36. 청소년들의 건강 평가 218
37. 평가와 기록의 중요성 225
38. 대안적 평가 방안 229
39. 움직임을 유발하는 도시 233
40. 움직이는 습관 239

맺음말 242
인용문헌 246

일러두기
본문 중 위 첨자로 표기한 번호는 인용문헌의 번호입니다. 인용문헌은 본문의 맨 끝에 있습니다.

01
인간, 건강, 비만

Chapter 01

생활습관병과 인간수명

　　　　　우리는 우리의 건강 상태를 설명하려고 할 때 종종 현대 사회의 특징부터 제시한다. 기계문명의 발달에 의해 사람들이 더욱 편리하게 살고 있으며, 먹을거리는 더욱 풍부해졌다고 표현한다. 그로 인해 우리는 이른바 생활습관병(성인병)에 더욱 잘 걸릴 수 있는 환경에서 살고 있음을 강조한다. 생활습관병은 현대인의 생명을 단축시키는 위협적인 존재로 인식되고 있으며, 여기에 최근의 사망 원인을 살펴보면 이 질병들이 사망 원인의 절대적인 위치를 차지하고 있음도 사실이다. 그렇다면 이 질병들이 정말 현대에 들어서면서 우리 사회 문화의 변화에 따라 창궐하게 된 질병일까. 예전에는 미미하던 발병률이 최근에 부쩍 늘어 정말로 우리의 생명을 위협하고 있는 것일까. 이 질환들에 의해 인간의 생명이 단축되는 것일까. 이러한 것들이 사실인지 아닌지 한번 알아볼 필요가 있겠다.

먼저 용어부터 정리하고 가자. 이 용어 문제는 어딜 가나 항상 말썽이다. 성인병, 현대병, 만성질환, 생활습관병……. 이 용어들은 다 뭘까. 사실 끝 글자야 모두 '병'으로 끝나지만 이 용어들은 직접적으로 특정 질환을 지칭하지는 않는다. 다만 유사한 원인으로 발생하는 다양한 질환들을 한꺼번에 칭한다. 예를 들어 고혈압, 뇌졸중, 심장병, 동맥경화, 비만, 당뇨병, 골다공증, 관절염, 암……. 이 용어들은 서로 다른 임상적 의미를 갖고 있지만 최근 이 질환들이 더 많이 발병하는 것처럼 인식되고, 이 질환들을 한꺼번에 표현하자니 다양한 용어들이 등장하게 된 것이다.

용어를 따라가자면 성인병은 성인들에게 잘 나타나는 질환이라는 의미에서 시작된다. 알고 보니 성인에게만 나타나는 병은 아니어서 이제 이 용어의 선호도는 현저히 낮아졌다. 현대병은 현대 사회에서 더욱 기승을 부리거나 예전에 비해 더 많이 나타나기에 붙여진 이름이다. 그렇다고 없던 질병이 현대에 들어와 새로 생긴 것은 아니다. 만성질환은 장시간에 걸쳐 조금씩 진행되는 질환이라는 의미이다. 물론 이것도 빠르게 발생할 수 있는 가능성이 있기에 이 용어가 꼭 맞아떨어지는 것은 아니다. 그래서 최근에는 이러한 용어의 한계를 극복하고자 생활습관병이라는 용어를 자주 사용하게 되었다. 이 질환들이 생활습관을 잘못 들여서 나타나는 것들이기 때문이란다. 먹는 것, 움직이는 것, 쉬는 것, 스트레스받는 것 등등 다양한 생활상의 문제들이 총체적으로 합쳐져 이 질환들을 유발한다는 의미이다. 수많은 질환을 한꺼번에 싸잡아 이야기하려니 모든 질환을 만족시키는 단어가 그리 쉽게 나타나지 않았나 보다. 여하튼 지금부터 생활습관병이라는 단어를 사용해서 이야기를 끌어가도록 하자.

많은 역사적 사실들을 파헤치다 보면 우리가 언급하는 이 생활습관병은 최근 들어 인간의 생명을 위협하는 절대적인 질병으로 등록된 것은 아니다. 먼저 인간의 수명을 살펴보자.

100년 전만 해도 대부분 인간의 생명은 약 40대 또는 50대에서 그쳤다. 20세기 들어 한참이 지나고서도 50, 60대에 죽는다는 것을 예상하기는 어려운 문제가 아니었다. 우리나라의 경우 해방되던 20세기 중반에 평균수명이 40대였던 것을 떠올려보자. 그런데 지금은 70, 80도 거뜬하다. 우리의 생명은 분명 길어지고 있다.

Chapter 02

장수하는 현대인

죽어가는 이유도 예전과 지금이 그리 크게 다르지 않다. 우리의 할아버지나 증조할아버지 세대가 죽어간 이유도 다름 아닌 심장병이나 폐질환, 또는 관절염 때문이었다. 1993년 노벨경제학상 수상자인 미국 시카고대학교University of Chicago의 로버트 포겔 Robert Fogel 박사의 연구에 의하면, 100년 전 사람들은 60세가 되면 거의 80퍼센트가 심장병이 있었지만 이제는 50퍼센트에 불과하다고 보고한다[2-1]. 그리고 65세에서 74세 사이의 55퍼센트가 허리 통증이 있었다면 현대인들에게는 이 수치가 단지 35퍼센트에 불과하다고 한다. 왜 이러한 현상이 나타나게 되었는지에 대해서는 아직 아무도 시원한 해답을 내놓지 못하고 있지만, 한 가지 분명한 사실은 현대인의 발병 연령이 우리의 조상들에 비해 지연되고 있다는 사실이다.

뿐만 아니다. 덩치도 커졌다. 100년 전만 해도 우리 할아버지의 할아버지의 할아버지는 왜소했다. 만약 그 할아버지께서 다시 소생하셔서 우리를 보신다면 당신의 자손들이라고는 쉽게 믿지 못하실 것이다. 너무 건장해졌기 때문이다. 2006년 여름 《뉴욕타임스 New York Times》에 실린 기사를 보자[2-2]. 기사를 보면, 최근에 학자들이 들춰낸 과거 인간의 체구와 현재 인간의 체구는 믿기지 않을 정도로 달라졌음을 알 수 있다. 더욱 놀라운 것은 그 변화가 인간의 역사 속에서 천천히 변해오던 것이 아니라 최근 약 100년 사이 급속히 변했다는 것이다. 지난 100년 동안 우리 인간의 유전형질이 갑자기 변했을 리는 없을 테니 이런 변화는 분명 어떤 이유이든 간에 급격한 외적 요인에 기인할 것이라 지적하고 있다.

특히 가장 큰 변화는 키와 수명으로 나타났다. 이는 인간의 건강기록부에 의해 확연히 증명되고 있다. 더욱 놀라운 사실은 우리가 현재 지목하고 있는 생활습관병 중 하나인 심장질환과 폐질환 그리고 관절염은 예전에 비해 발병 시기가 약 10년에서 25년이나 뒤로 늦춰졌다는 것이다. 또한 노인들의 지체율과 장애율은 예전에 비해 훨씬 낮아졌다. 의술의 발달과 편리해진 기계문명 덕분으로 추측할 수도 있겠지만, 단순하게 백내장 수술과 같은 의료 기술이나 의료 서비스 발달에 근거한 것만은 아니라고 한다. 오히려 단순하게도 노화된 인간의 몸이 예전에 비해 더 이상 쉽게 부서지지 않는다는 것이다.

왜 그럴까. 인간은 왜 커지고 강해진 것일까. 답은 인간의 변화만큼이나 재미있고 놀랍다. 바로 의학의 발전 때문이란다. 연구에 의하면 인간의 중년, 노년의 건강은 바로 어릴 때, 심지어 엄마의 자궁에서부터 결정될 수 있다는 것이다. 그리고 2세 때까지의 건강상태가 평생을 간다고 한다. 또 다른 이유로는 지금의 중년 세대가 그 이전 세대들에 비해 더 광범위하게 어린 시절에 예방주사와 항생물질을 사용해왔다는 것이다. 그러니까 지금의 성인들이 나중에 노인이 되면 지금의 노인들보다 훨씬 더 건강한 삶을 살 수 있을 것으로 기대하는 것이다. 그래서 100년 전 65세의 사람이 85세를 바라볼 수 있는 확률이 13퍼센트였다면, 이제는 65세인 사람이 85세까지 생존을 희망하고 이를 현실화시킬 수 있는 확률이 거의 50퍼센트에 달한다는 것이다. 우리나라의 경우 1960년 기대수명이 52.4세였으나 2005년에는 78.5세로 40년 만에 25년 이상의 수명연장을 나타내고 있다. 이는 여러 나라에서 증명되고 있으며 개발도상국들도 예외는 아니라고 한다.

위의 내용을 간략히 요약해보면, 우리가 늘 걱정하는 생활습관병은 현대 사회에서 급격하게 증가한 질환은 아니라는 것을 알 수 있다. 인간은 더욱 커지고 강해져가고 있으며, 최소한 평균수명은 급격하게 증가하고 있다. 다르게 표현하자면, 생활습관병의 위협은 새삼스러운 것이 아니며 오히려 이 질환들이 예전에 비해 그리 큰 위협으로 받아들여질 이유는 없어 보인다.

그런데 우리는 왜 이 생활습관병들을 현대인에 대한 위협으로 지목하는 것일까. 그 이유 중의 하나는 아마도 현대인의 사망 요인들 중에 생활습관병들이 수위를 달리기 때문일 것이다. 여기에 추가적으로 우리 사회는 이 질환들이 최근의 현대인들에게 급격하게 증가하고 있는 현대인의 병으로 잘못 알고 있는 탓이기도 하다. 그 위험성의 유래에 대한 차분한 평가와 우리 인간의 건강에 대한 정확한 이해가 필요하다.

Chapter 03

비만에 대한
해석 오류

인간의 건강을 도모하고 증진시키는 방법을 얘기하려면 우선 건강과 생명을 위협하는 요인들부터 찾게 된다. 이미 설명했지만 현대인들은 생활습관병을 상당히 위협적인 존재로 생각하고 있으며, 의사들은 생활습관병을 유발하는 이유를 다양하게 제시한다. 그리고 의사들과 전문가 그리고 학자들은 이 다양한 이유의 일부를 집약적으로 '영양'과 '운동'으로 표현하곤 한다. 예를 들어 과다한 열량섭취나 충분하지 않은 열량소비, 또는 불균형적이거나 적절하지 않은 운동 및 식습관으로 생활습관병이 발병할 수 있다고 설명한다. 동시에 부적합하거나 부적당한 운동습관과 식습관을 간편하고 빠르게 감 잡을 수 있는 지표를 알려준다. 바로 '비만'이다.

비만이 '현대인을 위험에 빠뜨리는 주범' 이라고 단정하는 사람들은 비만의 위험성을 크게 2가지로 나눈다. 하나는 비만이 그 자체로 많은 사람들의 생명을 단축시키니 위험한 질병이라는 것이다. 다른 하나는 비만이 인간의 건강과 생명을 위협하는 심혈관질환, 당뇨병, 암과 같은 질병들을 유발시키는 원인이 될 수도 있으니 조심해야 한다는 것이다.

비만의 위험성에 목소리를 높이는 사람들은 생활습관병이 현대 사회에서 우리를 가장 크게 위협하는 질환임을 최우선적으로 강조한다. 이미 설명했듯이 역사적으로 생활습관병은 최근에 나타난 질병이 아닐 뿐더러 인간의 체구는 더욱 커지고 있으며, 인간은 더욱 장수하고 있으니 이들의 주장에 동조할 수 있는 확실한 정황적 증거가 존재하는 것은 아니다. 그럼에도 이들은 비만을 생활습관병과 연관시켜 마치 비만이 생활습관병을 유발시키고 심지어 생명을 단축시키는 주범인 것으로 몰아간다. 이들의 말은 과연 옳을까. 비만과 수명과의 관계는 차차 얘기하기로 하고 먼저 비만이 정말로 생활습관병을 유발시키는지 살펴보도록 하자.

먼저 비만이 심혈관질환과 당뇨병 그리고 암을 유발한다고 주장하는 이들은 다양한 연구결과들을 이용해 체중과 위험한 질병과의 긍정적인 상호관계를 들먹거린다. 간단히 설명하자면, 예를 들어 다음과 같은 단계로 위험성을 부각시킨다.

1단계_ 1만 명의 사람들을 대상으로 체중(또는 비만)이 많이 나가는 사람 2000명과 적게 나가는 사람 2000명을 비교했더니(나머지는 평균적인 체중의 사람들) 체중이 많이 나가는 사람들에게서 당뇨병을 가진 사람들이 더 많은 것으로 나타났다.

2단계_ 결과에 근거하여 체중이 더 많이 나가는 사람들에게서 당뇨병이 더 많이 발생했다는 결론을 내린다.

3단계_ 따라서 체중이 많이 나가는 것은 당뇨병에 위험한 요인이 될 수 있다.

단순히 생각하면 이 세 단계의 이해과정은 논리적으로 옳게만 보인다. 정말 그럴까? 그러나 사실은 그렇지 않다. 1단계와 2단계는 대상자들을 체중을 기준으로 구분해 이들이 당뇨병 유병률과 어떤 관계를 가졌는가를 보여준다. 즉 체중이 많이 나가는 사람과 이들의 유병률과의 수적 관계만을 얘기함으로써 '체중이 많이 나가는 사람들은 당뇨병의 유병률이 높았다' 라고 얘기할 수 있게 된다.

문제는 3단계이다. 3단계는 체중과 당뇨병 유병률과의 단순한 수적인 관계를 인과관계로 잘못 해석하게 된 사례다. 왜냐하면 집단 간의 단순관계는 인과관계로 해석될 수 없기 때문이다. 위와 같은 예의 연구사례는 체중과 당뇨병이 관계있다는 것만을 말하는 것이지 무엇이 무엇에 영향을 미쳤다는 것으로 해석될 수는 없다.

만약에 단순히 일치된 관계를 체중과 당뇨와의 인과관계로 해석하고 싶다면, '체중이 많이 나가면 당뇨병에 더 많이 걸린다' 라는 해석과 함께 '당뇨병에 걸리면 체중이 더 나간다' 라는 식으로 거꾸로 인과관계를 바꿔 해석할 여지도 남게 되는 것이다.

만약에 '체중이 많이 나가면 당뇨병에 더 많이 걸린다' 라는 결론을 도출하려면 다음과 같은 연구과정과 단계가 더 합당하다.

1단계_ 평균적인 체중을 가진 사람 1000명을 대상으로 500명은 향후 5년 동안 일정한 체중을 유지하도록 하고 다른 500명은 같은 기간 동안 체중을 과다하게 증가시켰다.

2단계_ 결과적으로 체중이 과다하게 증가한 사람에게서 당뇨병이 더 많이 나타났다.

3단계_ 따라서 체중이 많이 나가는 것은 당뇨병에 위험한 요인이 될 수 있다.

분명 이 과정의 연구결과는 체중의 변화로 인해 당뇨병 유병률이 증가한 것이고, 이로 인해 인과관계를 설명할 수 있게 되는 것이다. 불행하게도 현재까지 많은 연구들은 단순한 상관관계만을 이용해 인과관계로 잘못 해석하는 경우가 많다. 예를 들어 앞서 설명한 당뇨병이 아닌 심장질환도 마찬가지다. 단순한 상관관계를 인과관계로 확대해석하는 것이다. 현재 심장질환으로 죽어가는 사람들의 연령대가 높아지고 있음을 감안한다면 단순한 관계로만 해석하기 어려울 것이다.

Chapter 04

비만과 질병과의 진실된 관계

　　　　　　인간의 육체는 단순한 상호관계보다 훨씬 더 복잡하다. 예를 들어보자. 체지방이 많을수록 심혈관질환에 의한 사망률이 높다는 통계분석 결과가 나왔다고 하자. 단순하게 보면 우리는 체지방이 심혈관질환을 유발시켜 사람을 사망에 이르게 하는 것으로 이해할 수도 있다.

　이 관계에 운동습관을 넣어보자. 그리고 운동은 체지방을 감소시키는 것으로 나타났다고 하자. 그럼 체지방이 심혈관질환을 유발한 것일까. 아니면 운동량이 적어서 심혈관질환이 유발된 것일까. 실제로 체지방이 많은 것은 운동량이 적어서이며, 따라서 사람을 죽게 만드는 근본 원인은 체지방이 아니라 적은 운동량으로 인한 체지방 축적 때문이다. 그러니 원인은 '체지방'이 아니라 '운동 부족'이라는 결론이 나온다.

더 쉬운 예를 들어보자. 맨 뒤의 차가 추돌해 발생한 3중 추돌 사고의 경우이다. 먼저 앞의 두 차량만 보면 중간 차량이 맨 앞의 차를 추돌한 것으로 보인다. 그러나 세 차량을 모두 보면 맨 뒤의 차가 두 번째 차를 추돌했고, 그 차가 맨 앞의 차를 추돌한 것을 알 수 있다. 여기서 단순관계의 해석은 항상 이 관계에 영향을 주는 다른 요인을 검토하는 것이 중요하다는 것을 명심하자.

의사는 환자들에게 비만이 심장질환을 유발한다고 강조한다. 체지방이 과다하게 쌓이면 혈관에 노폐물과 기름기가 더 많이 축적되고 이로 인해 혈관이 괴사하며, 결국 동맥경화나 심장질환의 원인이 된다고 조언한다. 환자들은 의사의 그럴싸한 설명에 고개를 끄덕인다. 몸 안에 축적된 지방이 많을수록 혈관 속으로 더 많은 지방이 유출되고 동시에 이 유출된 지방이 혈관벽에 쌓여 이러한 심혈관질환을 유발한다는 것이다. 그러나 사실은 그렇지 않다.

몸 안에 축적된 지방은 혈관 속의 지방과는 다른 성질의 것이며, 인체의 에너지 대사 기능은 이를 분명히 구분한다. 이것에 관한 실제 연구결과를 보더라도 한 사람의 체지방량과 관상동맥질환과는 분명한 관계가 존재하지 않는다. 그리고 심장질환의 위험을 가중시키는 요인 중 비만이 차지하는 비율은 어림잡아 1~5퍼센트에 불과하다. 또한 과체중인 사람이 체중을 감소시킴으로써 발생하는 심혈관질환의 위험성이 더 크다는 연구들도 상당수에 이른다. 심지어 비만이 혈관질환을 막아준다는 연구결과도 존재한다. 분명 비만이 고혈압과 몇몇 심장질환을 유발한다는 증거는 상당히 많지만 이는 체중감소에 이은 증가를 경험한 경우에 발생하는 것이다. 그리고 저칼로리 다이어트를 통해 체중을 감소시킨 사람에게서 울혈성심부전congestive heart failure이 나타나기도 하는데, 이는 처음부터 비만이었으며 체중감량을 시도하지 않은 사람에게서는 나타나지 않았다[4-1].

비만이 2형 당뇨병에 위험하다는 것은 보통 체중인 사람들에 비해 과체중인 사람들에게서 잘 나타나기 때문이다. 그리고 많은 연구에서 비만이 당뇨병을 유발한다는 상당한 증거들도 존재한다. 그러나 적지 않은 수의 논문에서 이를 부풀렸다. 그 방법 또한 단순 관계이다.

그러나 당뇨병을 20여 년간 연구해온 케이스웨스턴리저브대학교Case Western Reserve University의 폴 언스버거Paul Ernsberger 박사는 우리가 알고 있는 이러한 내용이 상당히 복잡한 관계 속에 얽혀 있다고 말한다. 예를 들어 실제로 우리의 혈당치가 증가했는지도 의심스럽다고 한다. 이는 예전에 비해 당뇨병에 대한 교육이 적극적으로 이루어지고 있고, 주기적으로 검사받도록 하고 있기 때문에 사람들이 이를 너무 잘 인식한 결과일 수 있다는 것이다.

또한 당뇨병의 정의가 혈당치 140mg/dL에서 126mg/dL로 하향 조정됨으로써 수많은 미국인들이 하루아침에 당뇨병 환자로 전락했다는 것이다. 더 있다. 우리가 고령화 사회로 들어서고 있으며, 당뇨병은 50세가 넘으면 급속도로 증가하기 때문에 더 많은 환자가 양산되는 것으로 잘못 이해한다는 것이다. 또한 미국질병통제예방국Center for Disease Control and Prevention에서도 2형 당뇨병의 위험성에 대해 떠들어대고 있지만 사실 당뇨병 환자의 수치는 지난 10년 이상 동안 변하지 않았다고 한다. 즉 미국질병통제예방국에 의하면 지난 1990년대를 통해 2형 당뇨병은 8.2퍼센트에서 8.6퍼센트로 증가했으며, 이 사이 미국인들의 비만 상승률은 61퍼센트였다고 한다.

최근 핀란드에서 진행된 연구에서는 2형 당뇨병을 피하는 가장 좋은 방법은 체중을 줄이는 것이 아니라, 신체활동과 먹는 음식의 종류를 바꾸는 생활방식의 변화라고 제시하고 있다[4-2].

한편 체중과 암의 관계를 지적하는 연구들도 적지 않다. 지난 30년간의 연구를 보면 약 35~40개의 의학적 연구에서 체중의 증가가 다양한 암 발생률의 감소와 연관이 있다고 한다[4-3]. 이는 미국과 유럽의 7개 나라가 중심이 되어 진행된 7개국 연구Seven Countries Study에서도 잘 나타난다.

이 연구는 전 세계적으로 1만 3000명을 대상으로 40년간 수집한 결과를 분석했다. 이 연구를 직접 인용하면 "상대적 체중은 중요한 부정적 관계를 보이는 위험 요인이며, 암으로 인한 사망 위험은 상대적 체중이 증가함으로써 감소하는 것을 의미한다"고 적고 있다[4-4]. 체중이 많이 나가는 것이 결코 위험한 것이 아니란 의미이다. 다른 많은 연구에서도 체중이 많이 나가는 사람이 위암, 폐암, 폐경 전 유방암에 걸릴 위험성이 낮다는 결과들을 발표하고 있다[4-5].

Chapter 05

체중에 대한 프래이밍햄 심장연구의 결론 변천

한 연구 프로젝트의 변천사를 통해 체중과 생활습관병의 관계를 살펴보자.

하버드대학교와 연계한 프래이밍햄심장연구 Framingham Heart Study를 보자. 1943년에 시작되어 지금까지 미국보건국 National Institute of Health의 지원을 받으며 60년간 지속되고 있는, 미국에서 가장 오랫동안 진행되고 있는 병력학 epidemiology 연구이다.

병력학이란 주어진 사회 환경에서 병리현상이나 질병 현황이 어떻게 나타나는가를 조사하고 연구하는 학문이다. 예를 들어 사망률, 사망 원인, 비만율, 열량 섭취량, 인체 활동량 등을 조사하고 이 변인들이 어떻게 변하며, 어떠한 영향을 미치는지를 평가하는 것쯤으로 이해하면 쉬울 것이다. 병력학은 사회에 만연하는 대중

35

적인 질병이나 질환을 조사·추적·연구해 그에 대한 대처방안을 강구하는 중요한 역할을 수행한다.

  병력학을 연구하는 사람이라면 누구나 한 번쯤 이 연구자료를 이용해 발표된 논문을 읽었을 것이다. 만약 읽지 않았다면 그는 절대 병력학을 연구하는 사람이 아니다. 그만큼 유명하고 영향력이 큰 연구 프로젝트이다. 이 연구의 목표와 방식은 명확하다. 미국인의 심장질환 요인을 파악하기 위해 연구 대상자의 일생을 모니터한다는 것이다. 이 연구를 통해 얻어진 자료를 발표한 논문은 상당한 권위와 영향력을 갖는다. 그래서 그 예를 들어보려고 한다.

  먼저 비만이 다양한 건강상의 위험 요인이라고 주장하는 사람들에게는 성경책과도 같은 논문을 한 편 소개하겠다. 물론 피인용 횟수(다른 학자들이 이 논문을 인용해 자신의 논문을 더욱 튼실하게 보강하려는 목적으로 사용하는 횟수)는 상당하다. 그만큼 중요하게 여겨지는 결과라는 것이며, 1983년에 미국심장학회American Heart Association의 대표적 학회지인 《서큘레이션*Circulation*》에 발표된 논문이다[5-1]. 이 논문의 결말은 이렇다.

  "과체중이면, 그리고 25세 이후에 체중이 증가하면 심혈관질환의 유발 위험이 급격히 증가한다."

  과체중이나 비만이 위험하다는 것을 강조하고자 하는 학자들에게는 강력한 결과를 제시하고 있는 논문인 셈이다.

그러나 이 연구는 약간의 단점을 가지고 있다. 이 연구는 자료를 분석하기 위해 연구 대상자들의 혈중콜레스테롤, 혈압, 흡연 여부를 분석에 포함시켰다. 앞서 자동차 3중 추돌사고와 체지방, 운동, 심혈관질환의 관계를 예로 설명했듯이 이 연구에서는 다양한 위험 요인을 감안했다. 그러나 불행하게도 현재 심장질환의 위험 요인으로 알려져 있는 다른 요인들, 그러니까 운동, 체력 수준, 다이어트습관, 스트레스, 또는 기타 변인을 통계상의 분석에 고려 대상으로 넣지는 않았다. 더욱이 2년마다 참여자의 체중을 측정했음에도 이 체중의 변화는 감안하지 않았다. 따라서 분석에 사용된 체중은 참여자들이 연구에 동원될 때 보고한 당시 체중과 자신이 기억하는 25세 때의 체중만을 사용한 것이다. 당연히 결론은 과학적 타당성에 훼손을 받기 마련이다. 연구방법이 좀 더 신중하게 선정되었더라면 결과는 달라졌을지도 모르는 일이다.

이후 또 다른 연구결과가 발표된다. 1989년에 발표된 이 논문은 1983년에 발표한 논문의 맹점을 감안하여 분석한 것으로[5-2], 이번에는 건강에 영향을 주는 요인인 운동 여부를 분석에 첨가시켰다. 연구의 목적은 운동습관이 혈중콜레스테롤과 중성지방 그리고 체중에 어떠한 긍정적 영향을 미치는지 그 관계를 규명하기 위해서였다. 결과는 대부분의 마른 사람들이 살찐 사람들에 비해 운동 경험이 더 많으며, 혈중지질 양상도 더 좋더라는 것이었다. 마른 사람에게서 건강의 척도로 신뢰성이 높은 혈중지질 양상이 더 좋게 나왔으니 마른 사람에게 더 호감을 보이는 것은 당연지사다. 따라서 이 논문에서도 비만은 건강에 부정적인 영향을 미치는 절대적인 증거인 양 표현된다.

1991년 논문을 보자[5-3]. 1983년 논문이 26년의 데이터를 사용했다면 이번에는 6년을 더한 32년의 데이터를 분석했다. 그리고 이번에는 실제로 체중의 변화, 그러니까 이 프로젝트에서 2년 주기로 측정한 체중을 분석에 첨가시켰다. 이번 논문의 목적은 사람이 살면서 체중의 변화에 따라 관상동맥질환이나 암에 걸릴 위험이 어떻게 변하는지, 심장질환에 의한 사망의 위험이 어떠한지, 그리고 기타 총체적 원인에 의해 어떻게 사망할 수 있는지를 평가하기 위함이다.

결과는 이렇다. 체중증가는 남자의 경우 심장질환을 유발할 위험을 현저히 낮추며, 남녀의 경우 심장질환으로 죽어갈 위험성도 낮추었다. 따라서 체중증가는 남녀의 총체적 사망 원인을 감소시켰다.

이제 위의 내용들을 정리해보자. 1983년 논문과 1991년 논문을 보면 명확한 그림을 그릴 수 있다. 25세 이후 체중의 증가는 심장에 문제를 일으킬 수 있는 소지를 갖는다. 그러나 체중이 증가된 이후 이 체중이 유지되거나 증가되면 심장질환이나 총체적 원인에 의한 사망률이 감소한다. 오히려 체중이 감소되면 그 사망 위험이 더 높아지게 된다. 또한 평균보다 높은 체중이 남녀 모두에서 사망률을 높이는 원인이 되지 않았으며, 암의 발생 위험을 증가시키지도 않았다.

이 결과들은 우리가 알고 있는 과체중, 체중증가, 체중감소, 체중변화에 대한 사실과 상당한 차이를 보인다. 한 연구의 지속적인 관찰과 결과분석은 계속적으로 새로운 결론을 도출하며 더욱 구체적인 사실을 가르쳐주는 좋은 예이다. 즉 1983년의 결론이 건강에 영향을 주는 모든 요인을 포함하지 않은 상태에서 내려진 결론이라면, 이후의 논문들은 더 많은 요인이 추가적으로 첨부되고 분석되어 그 결과가 결론을 이끌었다는 것이다.

이러한 이유로 전문가와 학자들은 연속적인 연구결과에 더욱 주목한다. 단순히 한 논문의 결론을 배우기보다 학문적 발견이 어떻게 진보하고 진화하는지, 그리고 어떻게 새로운 지식이 창출되는지를 배우기도 한다. 불행하게도 아직 많은 학자들이 1983년의 논문만을 인용해 체중의 위험성을 강조한다. 학자들의 분발이 필요한 대목이다.

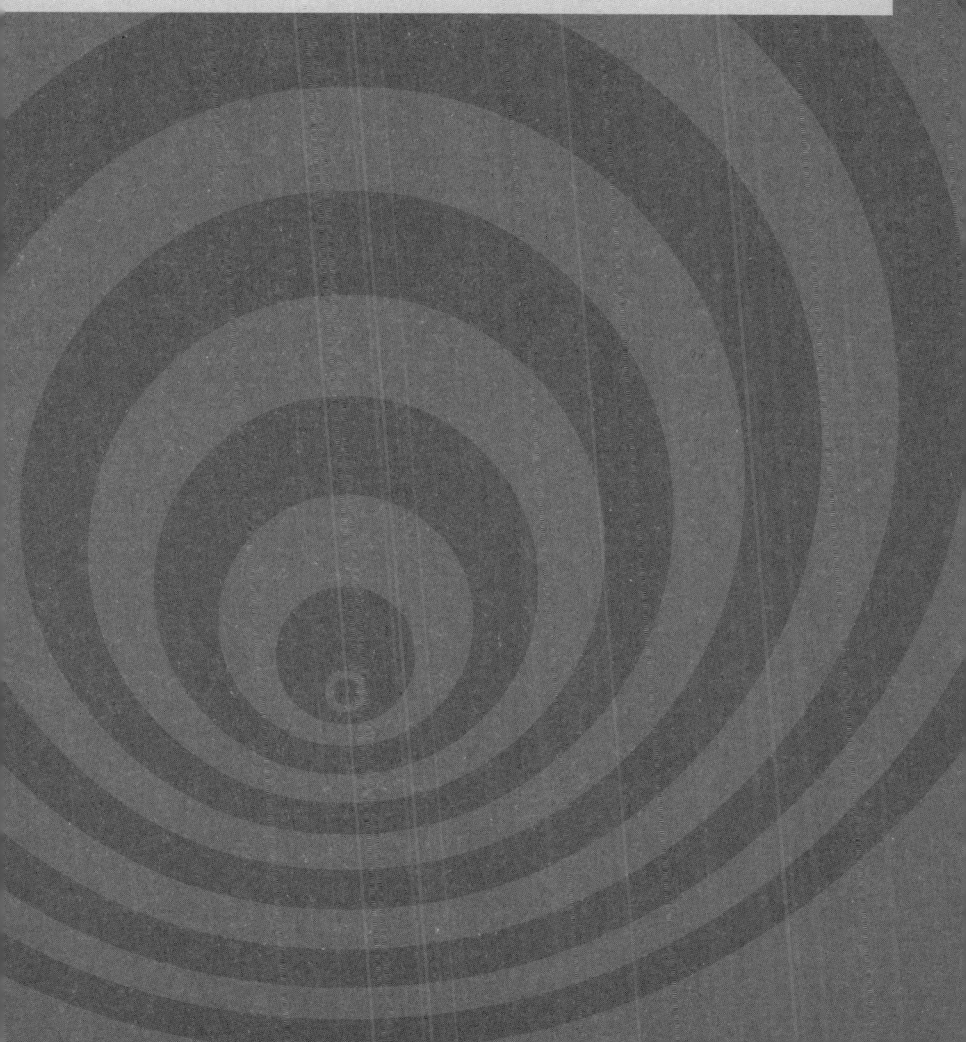

02
비만의 위험성에 대한 논란

Chapter 06

위험한 몸무게의
탄생 역사

      체중과 체지방, 체지방과 비만은 우리 사회에서 익숙한 단어이다. 체중이 많이 나간다는 것은 필요 이상의 과다한 지방이 몸속에 축적된 상태, 즉 비만을 연상시킨다. 결국 체중이 많이 나가는 사람은 비만자로 여겨져 건강상의 위험에 직면해 있는 듯 인식된다. 언제부터 이러한 개념이 사람들에게 익숙해졌는지 명확한 선을 긋기는 어렵지만, 굳이 따지고 들자면 지금부터 족히 100년 이상 거슬러 올라가야 하지 않을까. 아마도 세기가 바뀌는 그 시점부터 '인간은 날씬해야 건강하다'는 말이 천천히 통용되기 시작했을 것으로 본다. 날씬한 사람이 오래 살고, 그래서 오래 살기 위해 날씬해져야 한다는 강박관념은 따져보면 최근 몇십 년 사이의 얘기는 결코 아니다.

그러면 지금부터 약 100여 년 전, 과연 무슨 일이 있었기에 그 시점을 체중에 관심을 두기 시작한 대략적인 때로 이야기하는 것일까. 그것은 다름 아닌 미국의 한 생명보험회사가 내놓은 체격에 대한 한 개의 표 때문이다.

과연 어떤 것이며, 왜 중요하게 언급되어야 하는 것일까. 이 생명보험회사는 어떠한 사람들이 더 오래 살거나 빨리 죽는가에 대한 관심이 지대했다. 그도 그럴 것이 보험 가입자들이 가능한 오래 살아남아야 보험금을 많이 납입해 회사가 이득을 얻을 수 있기 때문이었다. 이 회사는 다양한 방법을 동원해 가입자들의 생명력 또는 수명을 알고자 했다. 그래서 통계학자들을 고용하여 가입자들에게 일반적으로 적용할 수 있는 생명기간 그리고 사망과 관계된 요인들을 찾게 했다. 통계학자들은 보험 가입자들의 신체적 정보와 사망 정보를 이용해 생명과 사망 가능성을 예측할 수 있는 방법을 찾아내려고 했다. 이 과정에서 사람들의 체격과 사망률과의 관계를 알아냈다. 그리고 이 관계를 간단하게 현장에서 사용할 수 있도록 하나의 표를 작성하게 된다. 바로 신장체중표height-weight table이다. 이 표는 다음과 같은 의미를 전달한다.

'키가 얼마이면 체중은 약 얼마 정도인 것이 적당하다.'

사실 이 표는 인간의 신장과 체중과의 평균적 수치를 보여주는 첫 사례는 아니었다. 이미 19세기 중엽부터 유럽에서는 인간의 평균신장에 대비한 평균체중이 어느 정도인가에 관심을 두었으며, 이에 대한 대략적인 정보가 존재하고 있었던 터였다[6-1]. 그러나 이전의 정보와 이 보험회사에서 만든 표와의 차이는 명확했다. 이 표는 인간의 체중이 건강에 영향을 미치는 요인이라는 시각의 단초를 제공하는 첫 소재가 되었던 것이다. 즉 신장과 체중과의 상호관계적인 수치를 제공하는 데 그친 것이 아니라 이를 생명력 또는 건강과 연관시켰다. 물론 이러한 시각이 바로 반향을 일으키거나 사회적 이슈로 떠오른 것은 아니었다. 다만 보험회사에서 수가를 정하는 근거로 사용했을 뿐이었다.

신장과 체중의 기준치를 설정한 이 표를 근거로 이 보험회사는 가입자들에게 할증료를 부과하게 된다. 예를 들어 한 가입자의 신장에 대비한 체중이 평균적인 체중을 기준으로 하여 약 20퍼센트 이상 상회했다고 치자. 이 가입자에게는 기준요금에 추가적인 요금이 부과되었다. 이는 체중이 많이 나가는 사람들이 빨리 사망하기 때문에 이렇게 할증료를 부과할 수밖에 없다는 논리였다. 그리고 이 표를 기준으로 점차 체중과 연관된 다양한 통계적 수치들이 양산되었다. 예를 들어 마른 사람들이 그렇지 않은 사람들에 비해 오래 산다는 것이었으며, 미국인들이 점점 더 뚱뚱해져간다는 것 등이었다.

1895년, 미국의 한 생명보험회사가 처음 만든 이 표는 초판 발행 후 몇 번의 개정을 거치게 된다. 특히 1943년 개정판은 미국인들의 인식을 적극적으로 바꾸어놓게 된다. 이때 즈음부터 생명보험회사들은 공동으로 참여해 이 표를 개정함으로써 천천히 그러나 더욱 견고하게 표의 권위를 높인다. 또한 생명보험회사들은 이 표를 자체적으로 사용하는 것은 물론 사회 전반에 걸쳐 교육 및 홍보 자료로도 이용했다. 그리고 의학계의 많은 교과서에도 실려 인간의 신장에 따른 체중의 기준이 과연 어느 정도인지를 판단하게 하는 기준자료로 사용하게 된다. 또한 학자나 의사들의 의식을 변화시키는 데에도 공헌하게 된다. 통계적 수치의 보충과 함께 이 두 어구들, 그러니까 미국인이 점점 더 뚱뚱해지고 있다는 것과 마른 사람이 오래 산다는 것이 사람들에게 천천히 정설로 받아들여지게 된다.

그러나 인간의 기준체중이 어느 정도여야 한다고 가르치던 이 표는 이후 많은 도전을 받게 된다. 과학적으로 타당성이 결여되었다는 이유에서였다. 그 결과 이 표는 더 이상 그 위용을 과시하지 못하게 된다. 그리고 그 자리를 신체질량지수body mass index: BMI가 대신하게 된다.

Chapter 07

신체질량지수의 등장

 신체질량지수. 현재 인간의 건강을 평가하는 데 가장 빈번하고 유용하게 사용되는 지표일 것이다. 이는 미국, 유럽, 세계보건기구, 한국에서 자국의 또는 지역에서의 건강상태를 모니터링하는 지표이기도 하다.
 신체질량지수란 대체 무엇인가. 이전의 신장에 대비한 체중을 평가하던 방식과 무엇이 다른가. 간단하다. 신장에 대비한 체중을 평가하던 방식이 일차곡선의 개념이라면, 신체질량지수는 이차곡선의 개념이다. 이것을 더 간단히 설명하기 위해 생쥐와 코끼리를 비유로 들어보겠다.
 생쥐의 다리 두께를 생각해보자. 그리고 그 생쥐의 다리 두께를 생쥐의 몸통 크기에 비교해 상대적인 크기로 생각해보자. 자, 이번엔 코끼리의 다리 두께를 생각해보고 이를 다시 코끼리의 몸통 크기에 대비해 상대적인 크기를 생각해보자. 생쥐와 코끼리 중에 누구의 다리 두께가 몸통에 비해 더 두꺼울까. 답은 간단하다. 몸통 크기에 비교하자면 코끼리의 다리가 생쥐의 다리에 비해 훨씬 두껍다. 왜냐하면 몸통의 무게를 지탱하는 데 필요한 다리의 용량과 크기가 있기 때문이다. 다른 예를 들면, 강을 가로지르는 다리를 만들라치면 다리의 크기 또는 무게가 커질수록 그 교각은 비례적이 아닌 기하급수적으로 커지게 되는데 이는 물리적 원리가 작용하기 때문이다.

신체질량지수란 이를 반영한다. 즉 신장이 커질수록 체중이 비례적으로 증가하는 개념(일차곡선적인)이 아니라 신장이 커질수록 체중은 더 큰 폭으로 증가한다는 것(이차곡선적인)을 반영하는 것이다. 그래서 신체질량지수는 체중을 키의 제곱으로 나눈 값, 즉 kg/m^2로 표현한다. 예를 들어 신장이 170센티미터에 65킬로그램이라면 이 사람의 신체질량지수는 65 나누기 1.7미터의 제곱, 그러니까 약 $22.5kg/m^2$가 된다.

앞서 신체질량지수가 현재 건강을 평가하는 하나의 척도로 전 세계적으로 사용된다고 했다. 보통의 경우 그 기준은 $18.5kg/m^2$ 미만은 저체중, $18.5~25kg/m^2$는 정상체중, $25kg/m^2$ 이상은 과체중, $30kg/m^2$ 이상은 비만으로 분류한다.

이 기준은 어디서 어떻게 만들어진 것일까. 실제로 이 기준에 의하면 미국인의 약 64.5퍼센트가 과체중 이상에 속한다고 한다. 바꿔 말하면 현재 전체 미국인의 3분의 1만이 정상체중 또는 그 이하라는 의미이다. 그렇다면 이 기준은 정말로 신빙성이 있는 것일까.

신체질량지수에 의한 기준체중이 만들어지는 과정은 참으로 간단하다. 이런 식이다. 현재 특정한 지역(국가나 문화권)에 살고 있는 사람들을 대상으로 체중과 신장을 측정한다. 그다음 이 수치들을 이용해 신체질량지수를 환산한다. 그리고 이 신체질량지수 수치들의 빈도수를 파악해 빈도 그래프로 나타낸다. 그러면 자연스럽게 정상분포곡선이 형성되는데, 여기서 양쪽으로 일정한 수준의 퍼센트를 잘라낸다. 그리고 정한다. 하단부는 저체중, 상단부는 과체중, 가운데 부분은 정상체중. 그러니까 신체질량지수의 기준은 통계적이거나 산술적인 방식으로 정해지게 된다.

그러나 이러한 방법이 전혀 과학적 타당성이나 근거가 존재하지 않음을 학자들이 모르는 바는 아니다. 그래서 학자들은 이를 정당화시키기 위한 방법을 연구했다. 그리고 이를 유병률과 사망률에 연관시켰다. 그러니까 일정한 수준 이상에서는 병에 잘 걸리게 되고 빨리 죽을 수 있다는 가능성을 대입한 것이다. 실제로 이러한 과정을 거쳐 신체질량지수를 이용한 체중분류는 몇몇 학자들에 의해 설정됐다.

  보다 더 간단히 설명하자면 이렇다. 신체질량지수와 유병률 그리고 신체질량지수와 사망률을 서로 대비해 비교한다. 그리고 어느 특정한 신체질량지수의 수치에서 유병률과 사망률이 상승하는지를 살펴본다. 만약 특정한 수치에서 사망률과 유병률이 높게 나타난다면 이 수치를 기준점으로 설정하는 방식을 택한다. 그리고 이를 앞서 설명한 바와 같이 정상분포곡선의 양쪽 끝 부분에 해당하는 수준에 가능한 한 맞추어 설정하게 된다.

Chapter 08

과체중이 위험하다는 주장들

과체중이 건강에 아주 좋지 않은 영향을 미친다는 말은 바로 과체중이 유병률과 사망률을 높인다는 가정에서부터 출발한다. 그 가정을 잘 나타내는 예가 있다. 하버드대학교Harvard University 공중보건대학의 월터 윌렛Walter Willett 박사와 마이어 스템퍼Meir Stampfer 박사의 견해를 살펴보자. 이들은 '과체중과 비만이 유병률과 사망률의 주요 원인이라는 것이 국제적 과학자들의 강력하고 공통된 인식[8-1]'이라고 언급한다. 여기서 국제적 과학자들의 강력하고 공통된 인식이라는 말에 주목할 필요가 있다. 그리고 사람의 신체질량지수가 커질수록 조기 사망률이 높아진다고도 주장한다. 더 나아가 '가장 오래 살아남는 비율은 가장 마른 체중과 상관관계를 갖는다'고 주장한다[8-2]. 이들의 영향력이 지대함은 물론이고 그래서 이 말귀와 주장들은 후속적으로 이루어지는 많은 병리학 연구의 개념적 지주로 활용되고 있다.

과체중에 대한 위험성은 여러 연구에서도 주장되고 있다. 예를 들어, 1995년 세계 최고 수준의 의학저널 중 하나인 《뉴잉글랜드 의학저널 New England Journal of Medicine》에 발표된 논문은 보통 신장의 여성이 정상체중보다 약 5킬로그램만 더 나가도 사망률이 60퍼센트나 증가하는 것으로 밝히고 있다. 이 연구 논문의 결론은 그래서 약간의 과체중도 조기사망을 유발할 수 있다고 경고한다[8-3].

또 1999년에 미국의학협회의 가장 권위 있는 학회지인 《미국의학협회지 Journal of American Medical Association》에 발표된 한 논문에서는 과체중과 비만이 매년 미국에서만 약 30만 명의 조기사망을 유발한다고 주장하고 있다[8-4].

이 두 논문은 학자들에게는 물론 현 시대를 살아가고 있는 많은 사람들에게 다음과 같은 강력한 메시지를 전달한다. '오늘날의 미국인들은 체중증가로 인해 생명이 단축되고 있으며, 이보다 더 위험천만한 일은 이 같은 과체중 인구가 빠르게 증가하고 있다'는 것이다. 체중의 위험성은 이뿐만이 아니라고 주장된다. 과체중과 비만은 그 자체로 위험할 뿐 아니라 특정 질환을 유발시키는 요인으로 작용해 인간을 빨리 죽게 만들기 때문에 위험하다는 것이다.

미국보건국은 과체중과 비만이 '심장질환, 뇌졸중, 당뇨병, 암과 같은 질병에 걸릴 위험으로 몰고 있다'고 말하고 있다[8-5]. 마치 비만이 생활습관병을 유발하는 데 중요한 역할을 한다는 말로 들린다. 윌렛 박사는 "수많은 연구결과가 지적하기를 '과체중 상태와 관상동맥질환, 당뇨병, 고혈압, 그리고 다양한 암의 위험이 강력한 상관관계를 갖는다"라고 주장하고 나선다[8-6].

미국질병통제예방국에서도 마찬가지 견해를 제시한다. 과체중과 비만은 울혈성심부전, 관상동맥질환, 당뇨병, 고혈압, 폐쇄성 수면호흡정지 및 기타 호흡기장애, 몇 종류의 암 발생 위험을 증가시킨다고 주지시키고 있다.

이만하면 대부분의 학자들과 언론들 그리고 일반인들은 이 주장들에 대해 반론을 펴기 어려워진다. 하버드대학교의 저명한 학자들, 이를 뒷받침하는 권위 있는 학회지들의 논문들, 미국인의 건강을 책임지는 신뢰할 만한 정부기관들의 입장들, 이들의 일관된 주장에 대응해 누가 토를 달 수 있을까. 그리고 일관적으로 이들의 경고성 메시지는 명확하지 않은가. 의학계에서 설정한 신체질량지수 $25kg/m^2$ 이상의 과체중인 사람은 다양한 방식으로 건강에 치명적인 질환을 얻어 빨리 죽을 수 있다는 것이다.

추가적으로 다급함까지 첨부된다. 이들의 말을 빌리자면, 지난 10년 동안 미국인의 비만인구가 50퍼센트 증가했다고 한다. 당장 의학계와 정부기관이 규정한 방식에 따라 현재 과체중으로 분류된

1억 3500만 명 이상의 미국 성인들은 앞으로 어떻게 될 것인가. 그리고 이들에게 지워진 운명적인 질병력의 결과에 대해 어떻게 대처해야 할지 문제가 아닐 수 없다.

만약 과체중이 치명적인 질병을 유발하고 이 질병이 수많은 미국인을 죽음으로 몰아간다면 이 문제를 어떻게 해결해야 할까. 답은 의외로 쉽고 간단하게 풀릴 수도 있다. 체중이 문제라면 체중을 조절하면 되는 것이다. 즉 체중이 보통 이상이라면 체중을 보통으로 만들면 되는 것이다. 여기서 보통이란 지난 수십 년 동안 의학계와 보건계에서 지속적으로 제시해오던 기준을 말한다. 그렇다. 이것이 바로 지난 몇십 년 동안 미국 의료계와 공중보건계에서 국민을 향해 홍보하던, 바로 그 더하지도 덜지도 않은 정확한 메시지이다.

'건강해지려면, 그래서 오래 살려면 살을 빼세요.'

이러한 메시지는 하버드의대 연구원이 쓴 논문에서 한결 더 강력하고 구체적으로 기술된다. '질병에 의한 위험을 최소화하기 위해서 성인은 신체질량지수를 18.5~21.9kg/m² 사이로 유지하도록 해야 한다[6-7]'라는 것이다. 의학계에서 이상적이라고 받아들여지는 건강체중, 즉 신체질량지수 25kg/m² 미만이 설정되어 있음에도, 거기에서 한발 더 나아가 더 낮은 수치를 강력하게 주장하는 것이다. '체중을 줄이면 더 건강해질 수 있다'는 것이다.

미국보건국에서는 체중을 줄이면 건강해질 수 있다는 또 다른 제안을 한다. 현재 체중의 10퍼센트만 감소시켜도 혈압은 물론 글루코오스 내성(글루코오스를 얼마나 잘 대사할 수 있는지에 대한 척도)까지도 현저하게 호전된다는 것이다. 체중만 줄여도 건강이 확연하게 좋아진다는 말이다.

체중의 위험성에 대한 염려증은 약 100년의 역사를 가진다. 인간의 기준신장에 따른 체중이 어느 정도인지를 궁금해하던 과학자들의 호기심은 생명보험회사의 신장체중표로 전환되었고, 이는 최근 20년 전까지 서양 사회의 신체적, 사회적 기준으로 자리 잡았었다. 체중에 대한 이러한 근심은 이제 비만이 사람의 생명을 위협한다는 단계로까지 발전했다. 이러한 위험성을 강조하는 학자들과 정부기관들은 요약적으로 다음과 같이 단계적 논리로 주장한다.

미국인의 비만율은 점차 증가하고 있으며, 비만은 수많은 질병을 유발하는데, 이 질병들은 인간의 수명을 단축시킨다. 따라서 오래 살려면 체중을 줄여야 하고, 우리는 건강하게 살 수 있는 체중의 기준을 제시해왔다. 그러니 체중을 감량하라. 바로 이것이다. 체중이 위험하다는 신화는 이렇게 탄생하고 진화해왔던 것이다.

Chapter 09

과체중이 문제되지 않는다는 주장들

그렇다면 과체중과 비만은 정말로 위험할까. 인간의 생명을 단축시키는, 그래서 해결되어야 할 시급한 사회병리적현상인가. 검사가 있으면 변호사가 있는 법, 양쪽 말을 다 들어봐야 한다. 이번에는 다른 쪽의 주장을 들어보도록 하자.

'비만이 다양한 질병을 유발하고 그럼으로써 인간의 생명을 단축시키니 체중을 감량하고 과도한 지방을 없애는 것이 인간의 건강과 생명을 지키는 일이다. 그러니 살을 빼라' 라는 주장에 제동을 걸고 나선 사람들의 대변이다.

과다한 체중이 인간의 건강을 해치는 주범이라고 주장하는 사람들을 비판하고 나선 이들의 설명은 이렇다. 체중과 지방이 위험하다고 지적하는 사람들이 증거로 제시하는 많은 연구들은 그 허

석부터 잘못된 것이며, 심지어 의도적으로 자신의 주장에 부합되는 결론을 이끌어냈다고 말한다. 더욱이 실제로 더 많은 병력학 연구결과들은 체지방이 문제라고 주장하는 사람들의 결론과 전혀 다른 결과를 보여준다고 설명한다. 이들의 주장에 따르면, 최근 들어 연구의 결과물들이 쌓이면서 체중이 증가할수록 사망률이 증가한다는 정확한 근거가 존재하지 않는다는 것이다.

한 예로 지금까지의 연구 중에서 가장 대규모로 진행된 병력학 연구를 제시한다. 1980년 중반 노르웨이에서 이뤄진 연구로, 10년간 1800만 명을 추적 조사한 결과이다[9-1]. 추적 조사란 한 사람에 대해 주기적으로 전화나 편지 또는 기타 방법을 동원해 그 사람의 건강정보 및 상태를 기록 또는 측정하고 그 변화 추이를 파악하는 것으로 이해하면 된다. 우리나라 같으면 어린 초등학교 학생들의 신체검사 기록을 정부가 보관하면서 시간이 지남에 따라 이 시기 어린이의 신체적 또는 의학적 상태가 어떻게 변하는지 알아보는 것과 유사하다. 여하튼 먼저 미국 정부와 의학계에서 제시하고 있는 적정한 체중이 신체질량지수 $18.5 \sim 25 kg/m^2$이며 $25 kg/m^2$ 이상은 건강 위험에 직면한다는 가정을 염두에 두고 살펴보자.

이 유럽의 연구는 다음과 같은 결과를 보고한다. 가장 긴 기대수명(79.7세)은 신체질량지수 $26 \sim 28 kg/m^2$에서 나타났다. 미국 기준에 의하면 과체중에 속하는 사람들의 기대수명이 가장 길었던 것이다. 반면 가장 낮은 기대수명(74.2세)은 신체질량지수 $18kg/m^2$ 미만에서 나타났다. 미국 기준에 의하면 정상 이하의 저체중에서 나타는 것이다. 여기에 추가되는 놀라운 결과는 공중보건 권위자들이 주장하는 적정한 체중 범위인 신체질량지수 $18\sim20kg/m^2$에서는 사람들의 기대수명이 오히려 과도한 비만으로 분류되는 $34\sim36kg/m^2$에 비해서도 낮게 나타났다는 사실이다. 신체질량지수 $34\sim36kg/m^2$라면 공중보건 행정가들의 기준으로 볼 때 정상체중에서 30킬로그램 이상은 더 나가는 과체중이며, 이들은 언제 건강상의 위험에 빠질지 모르는 심각한 수준의 비만으로 분류되는 사람들이다.

1996년 미국국립건강통계센터National Center for Health Statistics와 미국질병통제예방국의 공동 연구결과는 더욱 인상적이다. 이것은 현재까지 사망률과 체중과의 관계를 가장 총체적으로 분석한 연구 중의 하나로, 담배를 피우지 않는(담배가 사망에 주요한 원인이기 때문에 이 요인을 제외하고 사망률을 평가함) 백인 남성의 경우에서 사망률이 가장 낮게 나타난 체중 범위는 신체질량지수 $23\sim29kg/m^2$로 나타났다[9-2]. 이 말은 미국에서 가장 오래 산 남성들의 대부분이 미국 정부 기준에 의하면 과체중이라는 것이다. 이 연구는 추가적으로 다음과 같은 내용도 보고한다. 미국 정부가 가장 적정한 체중이라고 제시하는 신체질량지수 $19\sim21kg/m^2$에 속하는 백인 남성의 사망률이 정부가 비만이라고 규정하는 신체질량지수 29~31kg/m²인 사람들의 사망률과 동일하게 나타났다는 것이다.

이 연구결과들은 현재 미국에서 학자들과 정부기관이 설정한 체중분류에 대비해 다음과 같이 말하고 있는 것이다. '약간 낮은 신체질량지수를 가진 백인 남성의 사망률은 극단적으로 과체중인 사람들의 사망률과 맞먹으며, 이는 흡연이나 다른 질병의 존재에 의한 것 같지 않다.' 또한 '저체중인 사람들에 대한 건강의 관심이 고조되어야 하며, 수명에 대한 체중권장사항은 이러한 위험을 감안하고 짜져야 한다'고 제안하고 있다.

이 연구에서 여성에 대한 결과는 더욱 주목할 만하다. 사망률의 감소와 신체질량지수와의 관계는 남성에 비해 여성에게서 훨씬 더 방대한 폭을 가진다. 무려 신체질량지수 18~32kg/m²에 걸쳐 사망률이 동일한 것으로 나타났다. 즉 남성이 좁은 체중 간격으로 비교 평가될 수 있는 데 반해 여성들은 상당히 넓은 폭의 체중에서 차이를 보이지 않는다는 것이다. 보통의 키를 가진 백인 여성을 비교할 때는 체중의 차이가 35킬로그램을 넘나들며 비교될 수 있었다. 이는 체중이 건강 위험의 지표로 사용되기 어려움을 나타내는 것이었다.

또 있다. 1982년부터 미국인을 조사한 1차 미국건강영양실태조사First National Health and Nutrition Examination Survey: NHANES I의 자료를

분석한 연구이다. 미국에서 일반인들을 대상으로 가장 방대하게 조사하는 연구사업이며, 이와 유사하게 우리나라에서는 '국민건강영양조사'가 진행되고 있다. 이 연구는 조사에서 얻어진 데이터를 인종별, 성별로 구분해 분석했다. 결과적으로 흑인의 경우 사망률이 가장 낮게 나타난 체중은 신체질량지수 27kg/m²였으며, 백인의 경우는 신체질량지수 24~25kg/m²였다. 그러나 체중이 증가함에 따라 건강 위험도도 함께 변하는가에 대한 분석에서는 흑인의 경우 신체질량지수 22~31kg/m², 그리고 백인의 경우는 신체질량지수 20~29kg/m²에서 아무런 관계가 나타나지 않았다. 이 연구결과가 나타내는 것은 사망률이 낮은 체중의 영역이 상당히 방대하다는 것이다. 이 연구자들은 연령대와 상관없이 신체질량지수가 낮을수록 좋다는 주장은 합당하지 않다는 결론을 내린다[9-3].

다국적으로 진행된 연구결과도 있다. 7개국 연구라고도 불리는 연구이며, 미국, 일본, 핀란드, 이탈리아, 그리스, 네덜란드, 유고슬라비아의 7개 국가에서 40년 이상 추적 조사한 연구결과이다. 약 8000명의 유럽사람을 대상으로 기대수명을 평가해본 결과, 마른 사람들(신체질량지수 18.5kg/m² 미만)이 정상체중이나 과체중인 사람들에 비해 사망률이 약 2배 정도 높았다.

과체중인 사람들(신체질량지수 25kg/m² 이상)은 사망률에 영향을 미치지 못했다. 비만인 경우(신체질량지수 30kg/m² 이상)에는 사망률이 증가하기는 했지만 이들의 사망률은 마른 사람들에 비해서는 낮게 나타났다[9-4].

그렇다면 우리나라의 경우는 어떨까? 우리나라의 경우는 약간 다른 수치로부터 시작한다. 왜냐하면 동양인의 경우 서양인에 비해 체구와 체지방이 사회문화적으로나 인종적으로 차이가 존재하기 때문이다. 또한 같은 신체질량지수라면 동양인에게 더 높은 체지방률과 심혈관질환 위험이 나타나기 때문이기도 하다. 실제로 동양인을 대상으로 비만의 기준이 낮게 설정되어야 한다는 움직임도 있다[9-5]. 이들은 과체중과 비만의 기준을 각각 신체질량지수 $25kg/m^2$ 이상과 $30kg/m^2$ 이상으로 설정한 데 반해 동양인의 그 기준은 각각 $23kg/m^2$ 이상과 $25kg/m^2$ 이상으로 설정하고 있다.

그렇다면 우리나라 사람들의 신체질량지수와 사망률과의 관계는 어떠할까. 40세에서 64세의 여성 약 33만 명을 대상으로 1994년부터 10년간 사망률과 신체질량지수와의 관계를 추적 연구했다[9-6]. 그 결과는 체중이 상대적으로 낮거나 높으면 사망률이 더 높았다고 한다. 이는 비만뿐 아니라 저체중 또한 우리가 관리해야 할 대상이라는 것을 증명하고 있다. 이 연구에서 사망률이 가장 적게 나타난 신체질량지수 범위는 $25~27kg/m^2$였으며, 이는 서양인과 비슷한 경향을 보인다. 즉 동양인을 대상으로 새로 설정하려는 기준의 초과 범위에서 최소한의 사망률이 나타났으며, 이 기준보다 훨씬 높은 수치에서부터 사망률이 증가하는 것으로 관찰된 것이다.

여기에서 소개한 연구들은 신뢰할 만한 연구팀이 방대한 자료를 이용해 분석한 결과들이다. 이 연구들은 서로 연관되어 있거나 하나의 자료를 다양한 각도로 나누어 분석한 것도 아니며 서로 독립적인 연구들이다. 그럼에도 이들 연구결과가 우리에게 던지는 메시지는 일관성을 갖는다. 많은 인구를 대상으로 진행된 병력학 조사들은 체중과 건강과의 관계가 존재하지 않음을 나타내며, 만약 관계가 존재하더라도 그 영향력이 상당히 미약하다는 것이다. 오히려 이 연구들에서 나타난 관계들은 적정체중으로 설정된 체중을 기준으로, 체중이 약간 더 나가는 것보다 체중이 약간 덜 나가는 것을 더 위험스러운 것으로 밝히고 있다.

체중이 문제라고 생각하지 않는 사람들은 바로 이 점을 강조한다. 체중이 약간 더 나가는 것이 위험한 것이 아니라 체중이 약간 덜 나가는 것이 더 위험하며, 따라서 의학계는 체중이 덜 나가는 사람에게 더 많은 관심을 두어야 한다는 것이다. 따라서 체중을 감량하라는 권고사항은 근본적으로 정당하지 않다는 주장이다.

Chapter 10

체중이 문제라는
연구들의 문제점

        그러면 왜 이렇게 연구결과들은 서로 다른 결론에 도달하는 것일까. 연구설계상 또는 연구결과의 해석상 연구자들 간에 약간의 차이가 존재함을 감안하더라도, 그리고 때로는 연구결과가 약간씩 다를 수 있음을 인정하더라도 이렇게 양극화된 두 결과가 나온 데에는 분명 어떤 이유가 있을 것이다.

  이에 대해 체중이 문제가 아니라는 주장을 펴는 이들의 설명은 이렇다. 체중이 문제라는 논문들을 자세히 살펴보면 연구과정과 결과의 해석이 인위적이며 객관적이지 않다는 것이다. 심지어 결론을 자신의 주장에 부합하도록 이끌고 있다는 것이다. 이들은 오늘날 과체중이 미국에서 가장 무서운 질병의 하나라고 주장하는 사람들이 가장 많이 반복적으로 인용하는 4개의 논문을 지적한다[10-1]. 이 논문들은 체지방이 사람에게 좋지 않은 영향을 미친다고 강력하게 주장하는 사람들이 가장 빈번하게 증거로 제시하는 논문들이기도 하다. 이 논문들이 문제라고 지적하는 가장 큰 이유는 바로 결과와 결론이 서로 일치하지 않는다는 점이다. 간단히 말해서 결과 따로 결론 따로라는 말이다.

'간호사건강연구Nurses' Health Study'라 불리는 조앤 맨슨JoAnn E. Manson 박사의 연구는 1995년에 발표된 이후 병력학에서 가장 많이 인용되는 문헌 중의 하나이다[10-2]. 이 연구에서는 16년 동안 대브분이 백인인 11만 5195명의 간호사를 추적 연구한다. 이 논문에서 내려진 결론은 체중이 약간만 늘어도 건강의 위험성은 급격하게 증가한다는 것으로 집약된다.

이 연구에 문제점이 있다는 첫 번째 지적사항은 연구기간 동안 사망한 사람이 4726명으로, 전체의 4.5퍼센트밖에 안 된다는 것이다. 통계적인 관점에서 보자면 이 정도 낮은 수치의 사망률이 전체 연구 대상자들을 대표하거나 병력학적 중요성을 차지하기 힘들다. 즉 강력한 결론을 얻기 위해서는 상당히 낮은 사망률이라는 것이다. 다시 말해, 별로 많지 않은 사망자들을 대상으로 이들의 사망원인에 대해 왈가왈부한다는 것이 나머지 95퍼센트 이상의 사람들에게 도대체 어떠한 의미이겠는가 하는 것이다. 이 사망률을 가지고 전체 인구에 대해 일탄화시키는 데는 분명 한계가 있다.

두 번째 지적사항은 이 연구에 참여한 사람들 중에서 마른 사람들의 흡연율이 살찐 사람들의 흡연율에 비해 2배 가까이 높았다는 것이다. 이미 학계에서는 흡연이 건강에 가장 해로운 행위 중의 하나라는 것을 기정사실화하고 있다. 그리고 흡연이 사망 위험도를 몇 배 이상 상승시킨다는 사실도 이미 밝혀졌다. 그러니 체중을 낮게 유지하더라도 담배를 피운다면 이는 위험한 행위적 요인임이 자명하다. 만약 보통의 연구자들이 이러한 연구결과를 얻는다면 다음과 같은 결론을 도출하는 데 주저하지 않을 것이다. 아마도 '중년, 중산층, 백인 여성은 상당히 낮은 사망률을 보이며, 체중조절을 위한 흡연은 건강에 매우 위험하다' 라는 것일 게다. 즉 체중조절을 위해 담배를 피우는 것이 더욱 위험하다라는 말과 같다.

그러나 이 연구자들은 이러한 결론을 내리지 않았다. 뿐만 아니다. 이들의 결과를 보면 신체질량지수 19~24.9kg/m²인 연구 대상자 집단과 신체질량지수 25~31.9kg/m²인 연구 대상자 집단을 비교했다. 그리고 신체질량지수와 사망률과의 관계를 연결했는데, 결과적으로 이 두 집단 간의 사망률은 거의 비슷했다. 그러나 이 결과도 무시했다.

문제는 또 있다. 이 논문이 '약간의 과체중이라도 현저한 건강상의 위험을 유발한다' 는 말을 뒷받침하는 주된 인용문헌으로 사용된다는 것이다. 그렇다면 정말로 이런 주장을 뒷받침하는 결과를 보이고 있는 것일까. 그렇지 않다. 이 연구결과에서 가장 낮은 사망률을 보인 것은 전체 연구 대상자들 중 상위 약 73~84퍼센트에 속한 신체질량지수를 가진 여성들이었다. 그리고 이들의 신체질량지수는 25~26.9kg/m²였다. 다시 말해 가장 적은 사망 위험을 보인 대상자들은 보통보다도 상당히 높은 체중을 가진 여성들이었다는 것이다. 이들은 현재 미국 정부가 권장하는 체중분류에서 과체중에 속하는 사람들이다. 그럼에도 이 논문의 저자들은 논문의 마지막 제안으로 '점점 더 관대해지고 있는 미국의 체중 가이드라인이 좀 더 정당화되지 않는다면 잠재적으로 해로울 것'이라고 제언한다[10-3] 이런 것을 보고 우리는 어불성설이라고 하지 않는가. 결과와 결론이 일치하지 않는다. 설상가상으로 이 연구결과는 상당한 영향력을 행사하게 되었으며, 결국 이 연구결과를 근거로 비만 연구자들은 비만의 기준을 낮추어야 한다고 주장했고, 결국 현재의 신체질량지수 25kg/m²를 과체중에 포함시키는 결과를 가져왔다.

여기서 한 가지 궁금증이 생긴다. 이들은 어떻게 그 유명한 '약간의 과체중이라도 현저한 건강상의 위험을 유발한다'는 결론을 얻을 수 있었을까? 그것은 2가지 방법을 통해서였다.

하나는 그들이 사용한 공식에서 흡연자는 제외시킨 채 비흡연 마른 여성과 비흡연 살진 여성만을 비교했다. 두 번째는 그 결과를 과대 포장했다. 첫 번째의 경우는 흡연자를 분석에서 제외시킴으로써 건강상의 위험을 배제시켰다. 이 연구에서 마른 사람의 흡연율이 높았던 것은 체중을 줄이거나 줄인 체중을 유지하려는 수단으로 이용했기 때문이다. 그러니까 체중을 줄이려고 담배를 피운다는 위험한 사실은 제외시킨 채 단지 비흡연자들만을 대상으로 체중의 영향을 비교한 것이었다. 그러니까 담배가 건강에 더 위험한 것이며 이러한 행위적 위험성은 논의에서 미리 제외시킨 것이었다. 그리고 결과적으로 비흡연 과체중자들이 비흡연 마른 사람들에 비해 약간 높은 사망률을 보인다는 사실만을 강조했다.

비만이 위험하다고 결론짓는 또 다른 연구를 보자. 데이비드 앨리슨David Allison 박사는 연구를 통해 미국에서 매년 비만에 의해 32만 5000명 이상이 죽어간다는 통계를 발표했다[10-4]. 이 연구결과는 비만에 의해 '30만 명 이상'의 인명 손실이라는 수치를 인용하는 근거 연구의 대명사로 군림한다.

'일 년에 30만 명.' 그런데 이 연구를 자세히 들여다보면 상당히 광범위한 체중 범위에서 U자 곡선 모양의 사망률 위험을 나타낸다. 특히 신체질량지수 $20kg/m^2$에서의 조기사망 위험률은 $30kg/m^2$에서의 조기사망 위험률과 유사하게 나타난다. 그리고 이 양쪽의 극단적인 체중을 보유하고 있는 사람들은 $25kg/m^2$인 사람들에 비해 사망률이 약간 상승했음을 보여주고 있다. 이 연구에 참가한 연구 대상자의 대부분은 체중변화에 따라 사망 위험률의 변화가 거의 나타나지 않았다. 또한 65세 이상의 노인들의 경우, 신체질량지수 증가와 사망률의 변화 간에는 그 어떤 상관관계도 나타나지 않았다. 즉 노인들에게는 신체질량지수와 사망과의 관계가 존재하지 않는다는 것이다. 미국의 경우 연간 230만 명이 사망하며 이중 78퍼센트가 65세 이상이라는 사실을 감안한다면, 미국에서 죽어가는 78퍼센트의 사람들은 신체질량지수와 아무런 상관이 없다는 것을 알 수 있다.

이같은 사실에도 이 연구들은 비만 퇴치에 앞장서는 이들의 대표작들로 현재까지 건재하며 애용되고 있다. 그러나 이 논문들을 자세히 들여다보면, 체지방에 손가락질을 하면서 가장 강력한 증거라고 제시하는 이 논문들이 형편없는 연구계획과 결과의 왜곡으로 얼룩져 있음을 알 수 있다.

Chapter 11

병력학 연구의 한계?

그렇다면 이러한 문제점은 왜 발생할까. 굳이 이유를 찾으려면 첫 번째로 병력학 분야의 연구방법과 과정을 꼽을 수 있을 것이다. 병력학은 상당히 불안한 결론을 얻을 수밖에 없는 본태적 특징을 갖는다. 왜냐하면 우리가 찾고자 하는 결과에 수많은 변인들이 한꺼번에 영향을 주기 때문이다. 정말로 살찐 사람이 보통 사람보다 덜 건강하다면 과연 살이 쪘기 때문인지, 아니면 이들이 가난하기 때문인지, 또는 활동량이 적어서인지, 다이어트에 의한 요요현상 때문인지, 혹시 복용하는 약의 영향 때문인지, 아니면 정말 단순하게도 유전적 요인 때문인지 등등 다양한 요인에 의해 그 결과가 달라질 수 있기 때문이다. 즉 결론의 정확성 여부는 숨어 있는 다양한 원인을 어떻게 골라내어 분석하는가에 달렸다. 이러한 이유로 완전한 결론은 내려질 수 없는 것이다.

그러니까 우리는 다이어트, 약물 복용, 체력, 활동 수준 등은 고려하지 않고, 단지 과다한 체중으로 몸이 무거운 사람을 건강하지 않다고 말할 수 없는 것이다. 그리고 비만이 위험하다고 지적하는 대부분의 연구들은 이러한 요인들을 조절하지 않고 진행하는 경우가 많다. 맨슨 박사의 연구가 발표된 이후에 이 논문을 읽은 한 독자가 해당 학회지의 편집위원장에게 편지를 보내 이 점을 지적했다. 맨슨 박사가 건강에 영향을 미치는 다양한 요인들을 함께 분석하지 않고 있음을 지적한 것이다[11-1].

또 다른 이유를 들라면 연구를 통해 얻어진 결과를 거꾸로 다시 적용하여 마치 정확한 요인을 찾아낸 것처럼, 속된 말로 오버하는 때문이기도 할 것이다. 예를 들어 체중이 다른 두 집단을 구성해 사망률을 비교했다고 치자. 그리고 체중이 적게 나가는 집단이 더 오래 살았다고 치자. 연구자들은 가끔씩 이 결과를 다음과 같이 호도한다.

"체중이 낮은 집단이 더 오래 살았다. 따라서 체중을 낮추면 오래 살 것이다."

이는 마치 '이봉주와 체격이 같으면 보스톤 마라톤대회에서 우승할 수 있는 가능성이 높아질 것이다' 라고 말하는 것과 같다. 이봉주의 체격은 다년간의 운동을 통해 기능적으로 얻어진 것이지 그러한 체격을 가졌기 때문에 마라톤을 잘하는 것은 아니기 때문이다. 따라서 단순관계와 인과관계 그리고 과정으로의 수치와 결과로의 수치는 다르다는 것을 명확하게 이해할 필요가 있다.

여기에 병력학 본연의 특성과는 별도로 또 다른 심각한 원인이 잠재해 있다. 이미 설명했지만 바로 연구자들의 인위적인 결과 및 결론의 왜곡이다. 이러한 왜곡의 이유를 알기 위해서는 먼저 연구자들이 처해 있는 상황에 대한 이해가 필요하다.

보통의 경우 연구자들은 하나의 연구를 통해 내린 자신들의 결론을 지속적으로 유지하고 강조하기 위해 추가적인 연구결과를 필요로 한다. 새로운 연구결과가 이전에 자신이 내린 결론을 더욱 견고하게 보충함으로써 자신의 논조나 결론이 옳았다는 것을 계속 밝히고 증명해야 한다. 이러한 과정은 자신의 학문적 위상을 높이는 동시에 연구비의 지속적인 조달을 더욱 유리하게 만들어주기 때문이다. 앞서 제시한 한 논문의 저자는 "병력학은 좀 투박하기 때문에 정확도가 떨어지는 과학이며, 우리는 발견한 사실을 다소 부풀리기도 하는데, 이는 관심을 끌고 더 많은 연구비를 타 내기 위해서다"라고 시인하기도 했다.

또 다른 이유도 있다. 이러한 논문들이 진행되고 결론이 발표되는 동안에도 많은 학자들이 체지방과 체중에 대한 진실을 외면하고 그 진위 여부를 가리지 않았기 때문이다. 심지어 동조하기도 한다. 이들의 무관심과 동조가 우리로 하여금 체지방에 대한 부정적인 견해로부터 헤어 나오지 못하게 했다. 아무런 여과 장치 없이 비만학자들의 이끌림에 끌려갔던 것이다. 비만이 건강을 훼손하고 사망을 재촉한다는 믿음에는 사실 그 요체가 없다. 그저 우리가 무관심해 있는 동안 아무 거리낌 없이 다음과 같은 가정을 우리 마음속 깊숙이 새겨놓았을 뿐이다.

'체지방과 과체중은 건강에 좋지 않다. 그래서 체중감소는 건강해지는 길이며, 이를 위해 다이어트와 운동을 해야 한다.'

바로 이것이 우리 머릿속에 깊숙이 박혀 있는 고정관념이다.

03
비만 살찌우기

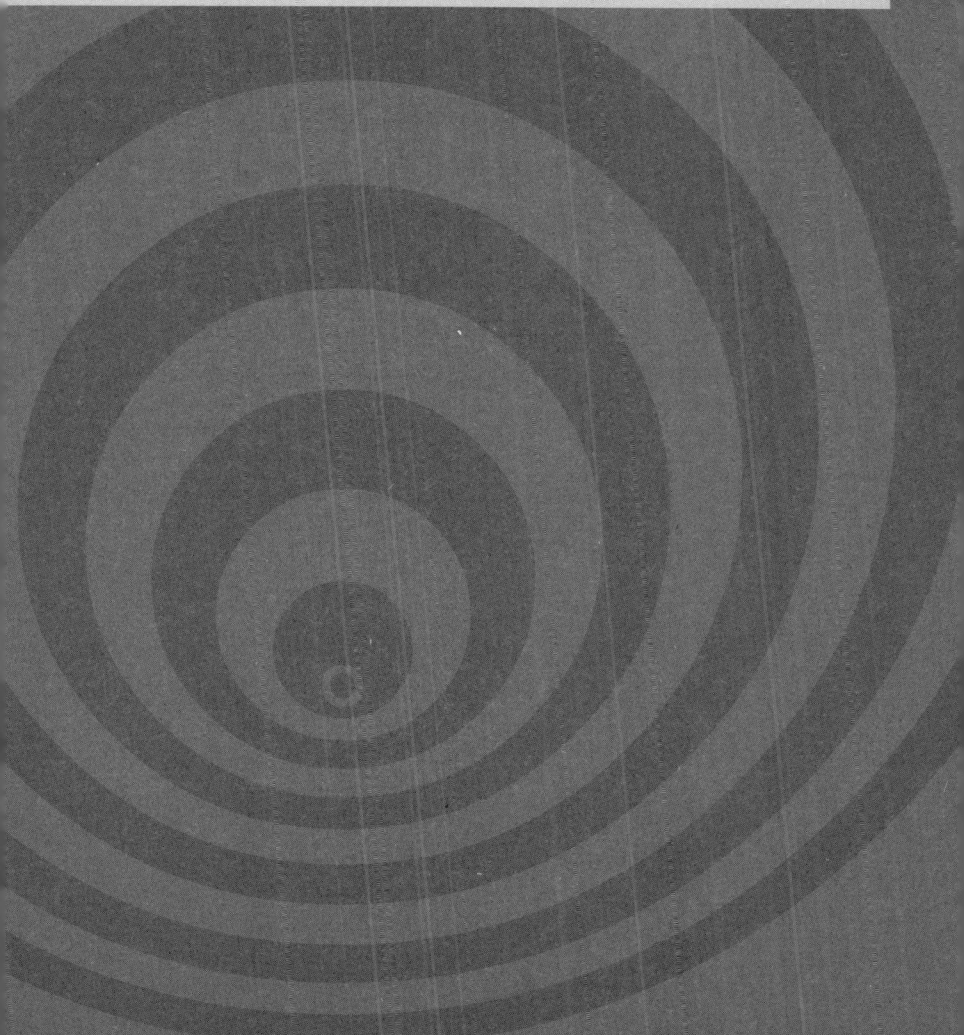

Chapter 12

비만이란 질병의
의료상품

"의료산업과 제약산업의 이윤을 극대화하는 입장에서의 이상적인 질병은, 그 질병에 시달리게 하면서도 죽지 않게 하고, 효과적으로 치료도 안 되며, 그러면서도 여하튼 의사나 환자가 이 병을 치료하고자 달려드는 그러한 것이다. 다행히도 미국의 건강관리산업은 바로 이런 질병을 발견(오히려 창조)했다. 이 병은 '비만'이라 불린다."

이 글은 폴 캄포스Paul Campos의 『비만 신화Obesity Myth』에서 인용한 글이다[12-1]. 이 말의 의미는 다음과 같이 설명할 수 있다. 단지 경제적 관점에서만 보자면, 의료관리 시장에는 거의 피할 수 없는 2가지 태생적 하자가 존재한다. 하나는 만약 치료가 효과적이라면, 이 치료는 환자를 낫게 함으로써 결국 고객을 사라지게 만든다는 것이다. 다른 하나는 만약 치료가 비효율적이라면, 이 치료 또한 고객을 잃게 된다. 왜냐하면 치명적인 질병을 앓는 환자의 경우, 치료가 비효율적이면 그 치료를 받는다고 해도 어차피 죽게 될 것이고, 만약 치명적이지 않은 질병의 환자라면 그 치료가 효과적이지 않다는 사실을 알고는 더 이상 치료를 받지 않음으로써 수요가 없어지게 된다. 그러니 치료를 잘하든 못하든 어차피 고객은 사라진다. 이러한 측면에서 보면 결국 의료산업에서 기대하는 최고의 질병은 바로 낫지는 않으면서도 환자들이 증산되거나, 동시에 반복적으로 의료서비스를 찾게 되는 그러한 질병이 이상적일 수밖에 없다. 참으로 우스운 상황이다.

그렇다면 비만이란 질병은 왜 그렇게 사람들을 시달리게 하면서도 죽게 하거나 그렇다고 완치가 되지도 않는 걸까. 이유는 단 하나, 그러한 병이 존재하지 않기 때문이다. 인류 역사를 통해 존재했던 질병과 질환을 살펴보더라도 이러한 질병은 존재하지 않았다. 그럼에도 비만이라는 질환은 지금까지 인류 역사상 어느 때에도 존재한 적 없는, 인간이 창조해낸, 앞으로도 끊임없이 주목받을 꺼지지 않는 질병이 되어버렸다. 더 재미있는 것은 많은 사람들이 이 질병을 통해 돈을 벌고 있으며, 심지어 상업적 권력의 아이템으로까지 발전하고 있다는 사실이다.

사실 이 질병은 현대 사회에서 많은 사람들을 먹여 살린다. 비만과 결부된 산업이 어찌 한두 개이랴. 그중에서도 다이어트산업은 초절정이다. 우리는 하루도 빼놓지 않고 다이어트라는 단어를 접하며 산다. 주간지, 월간지, 패션잡지, 건강잡지, 사보, 인터넷 등 다양한 매체를 통해 일 년 365일 하루도 빠짐없이 체중조절 혹은 다이어트에 관한 기사를 보게 된다. 이제는 다이어트와 관련된 기삿거리나 잡지 표지에 적힌 큰 활자에 놀라지 않는다.

다이어트정보들은 하나같이 체중감소가 무슨 비밀이라도 되는 것처럼 나에게만 알려준단다. 실상은 비밀도 아닐 뿐더러 체중감소의 비결은 있지도 않으면서 말이다. 이제는 밑천도 떨어졌는지 누구나 다 알고 있을 법한 내용들을 반복적으로 소개한다. 다이어트정보와 기술 제공에 대한 경쟁이 워낙 심하다 보니 노골적이기까지 하다. 아주 짧은 시간에 빠르게, 그것도 단시간의 운동만으로도 체중을 뺄 수 있단다. 솔직히 얘기하자. 우리 모두 알고 있지 않은가. 체중이란 것이 단시간 운동으로 빠르게 줄일 수 있는 것이 아니라는 사실을. 확실히 하고 넘어가자. 수술처럼 극단적인 객기를 부리지 않는 이상, 사람은 자신의 체형이나 스타일을 빠르게 바꿀 수 없으며, 자신이 원하는 만큼 체중을 감량할 수도 없다.

그러면 다이어트산업, 제약회사, 건강산업, 식품산업은 어떻게 있지도 않은 이런 질병을 내세워 호황을 누릴 수 있는 걸까. 체중을 줄이고 유지하는 데 실패할 확률이 95퍼센트가 넘는데도, 게다가 다이어트를 처음 시도할 때보다 반복적으로 시도할 때 더욱 그 효과가 축소됨에도 사람들은 왜 끊임없이 체중을 줄이고 비만을 퇴치하려 하는 것일까. 과학적으로도 타당한 근거가 없으며, 오히려 왜곡된 결론이 난무하는 그러한 상황에서도 어떻게 사람들은 지속적으로 이를 맹신하게 되었을까. 아마도 그 원인은 의료계와 학계 그리고 이와 연관된 산업들 간의 상호 필요적 이익 취득과정과 무관하지 않을 것이다.

Chapter 13

비만을 살찌우는 세력들

비만이 최적의 의료상품으로 부상한 것은 단시간에 이루어지거나 얻어진 것은 아니다. 다양한 세력들이 다양한 방법과 다양한 계기를 통해 얻은 결과물이다. 그런 징후는 이미 수십 년 전에 포착된 바 있다. 1971년 조지 맨George Mann 박사는 다음과 같이 지적했다[13-1].

"비만에 대한 흉악한 시선은 네 곳에서 시작된다. 보험회사, 도덕적이라 자칭하는 의학자, 제약회사, 그리고 유행에 민감해서 영업사원의 농간에 얼뜨기처럼 잘 넘어가고 의문을 갖지 않는 영양학자들이다."

도대체 이들이 어떻게 처신했기에 맨 박사는 이 네 분야의 전문가 집단을 향해 이렇게 공공연히 무차별적인 말을 했을까. 최근 글

렌 게이서Glenn A. Gaesser 박사는 자신의 책 『빅 팻 라이스Big Fat Lies』
에서 먼 박사가 지적한 네 그룹의 전문가들에 추가적으로 패션산
업계와 피트니스 전문가들을 공범으로 포함시키고 있다.13-2.

더욱 마른 외모를 소개하고 미의 기준으로 이끄는 패션업계 사
람들은 마른 것은 건강한 것, 살찐 것은 건강하지 않은 것이라는 모
토를 강조하는 피트니스 전문가들을 비만 퇴치의 최전방에서 고군
분투하는 투사로 표현하고 있다. 과연 이 집단이나 세력들이 어떠
한 방식으로 비만을, 세간의 관심을 끄는 상품으로 만들 수 있었는
지 살펴보자.

비만이 퇴치되어야 할 대상임을 설득하기 위해서는 우선적으
로 왜 그러한가에 대한 정당성을 제시해야만 했다. 비만 퇴치론자
들이 주장하는 비만 퇴치의 당위성은 비만이 생명을 위협하고 삶
의 질을 떨어뜨리는 위험 요인이라는 것에서 비롯된다. 따라서 사
회는 이 위험성을 최소화하기 위해 비만인 사람을 구별해야 하고,
그 구별의 도구가 필요해서 비만이라는 규정을 만들어낸 것이다.
실제로 비만과 과다한 체지방이 우리에게 주는 생리병리적현상은
분명 존재한다. 비만과 과다한 체지방이 지닌 건강학적 문제를 해
결하기 위해 우리 사회는 일정 부분 안정망을 설정해야 한다. 예를
들어 적정한 영양섭취와 신체활동, 그리고 이를 뒷받침할 수 있는
제도적 장치와 사회적 기준이 마련되어야 한다. 문제는 의료계와

정부, 산업체가 서로 상호보완적으로 뭉쳐 비만의 위험성을 과대포장하거나 왜곡하거나 또는 호도하고 있다는 사실이다. 여기에 언론과 학자들이 가세하여 군중몰이를 하고 있는 셈이다.

대중을 호도하는 대표적인 두 문장은 '과다한 지방은 건강에 매우 좋지 않다'와 '섭취 칼로리를 줄이고 체중을 감소시키는 것이 건강에 좋다'이다. 정말 그럴까. 이 문장들을 의문문으로 만들어보자. '과다한 지방은 심각한 건강상의 위험을 초래할까?', '섭취 칼로리를 줄이고 체중을 감소시키면 그렇게 하지 않는 것에 비해 건강상의 이득이 더 클까?' 이 질문들은 기존의 전통적인 지식을 다시 한 번 되짚어보는 계기를 마련해준다. 이 질문들의 진위 여부를 따지기 위해 쌍방 간에 갑론을박을 펼쳐보자. 이 과정에서 의료계와 정부, 그리고 언론이 의도적이든 비의도적이든 간에 비만에 대한 사실을 얼마나 부풀리고 있었는지 간접적으로나마 엿볼 수 있게 된다.

먼저 최근 의학계의 비만에 대한 우려와 긴박감이 담긴 목소리를 들어보자. 2005년 3월호 《뉴잉글랜드의학저널》 특집에서 제이 올스한스키Jay Olshansky 박사와 앨리슨 박사는 '지난 2세기 동안 천천히 상승하던 기대수명은 조만간 끝이 날 것'이라고 경각심을 발동시킨다[13-3]. 기대수명이 한계에 다다르게 되는 이유는 비만의 병리현상에 따른 것이라고 덧붙인다. 이에 대해 언론은 바로 반응한다. 《뉴욕타임스》와 《워싱턴포스트Washing-tox Post》는 이 예상을 강조하면서 앞으로 비만으로 인해 약 20년 내에 인간의 평균수명이 약 5세 정도 줄어들 것이라는 기사를 작성했다. 사람들은 이러한 기사에 적지 않은 반응들을 나타냈으며, 상당한 반론에 부딪히기도 했다. 그러나 이 기사는 비만에 대한 경각심을 다시 한 번 상기시키기에 충분했다.

어쩌면 이러한 내용이 기자에게나 대중에게 쉽게 받아들여질 수 있었던 이유는 과다한 체지방으로 인해 매년 30만 명의 미국인이 당뇨병, 심혈관질환, 암 등으로 죽어가고 있다는 사실을 믿어 의심치 않았기 때문이다. 언론이 세심한 조사와 내용 확인 없이 이러한 주장에 즉각적으로 반응한 것도 적지 않은 영향을 미쳤음이 분명하다.

대중을 향한 비만의 위험성에 대한 경고는 2003년 미국질병통제예방국의 수장인 줄리 거버딩Julie Gerberding 박사에 의해서도 강조되었다[13-4]. 그는 비만이 국가와 사회의 건강에 미치는 영향은 과거 인플루엔자나 흑사병보다 더 심각하다고 주장한다. 정말 그럴까.

자세히 살펴보면 그의 말이 꼭 들어맞지는 않는다. 흑사병에 대한 기록은 확실하지 않으니 제시할 수 없을 것이고, 인플루엔자스페인독감의 경우 1918년에서 1919년까지 세계 각지에서 약 5000만 명을 사망케 했으며, 미국에서만 67만 5000여 명을 사망에 이르게 했다. 2005년 1월 미국보건복지부Department of Health and Human Services와 미국농림부Department of Agriculture는 합동으로 새로운 식이권장Dietary Guideline을 제시하면서, 일정 수준의 과체중은 위험하며 고도의 신체질량지수는 단지 고도 위험으로 구분되는 것이 아니라 자체가 위험 원인이라고 확고한 입장을 밝혔다[13-5].

여기서 잠시 우리나라의 경우를 살펴보자. 이 보고서는 한국보건사회연구원에서 작성된 것으로, 2005년 시행된 제3기 국민건강영양조사의 자료를 이용했다. 이 조사를 통해 검진조사가 완료된 20세 이상 성인 5502명의 자료를 분석한 결과는(이 경우 비만 기준을 신체질량지수 $25kg/m^2$ 이상으로, 그리고 $30kg/m^2$ 이상은 고도비만으로 분류) 20세 이상의 비만인구가 전체의 31.5퍼센트에 달하고, 이중 남성은 35.1퍼센트, 여성은 28.0퍼센트인 것으로 나타났다. 이 결과는 1998년 조사에서 나타난 26.3퍼센트에 비해 7년 만에 5퍼센트가 증가한 수치다. 특히 남성의 경우 40-50대에서, 여성의 경우 50-60대에서 비만인구가 40퍼센트를 넘는 것으로 나타났다[13-6].

이 결과들을 근거로 해당 보고서의 작성자는 2005년 우리나라의 비만인구가 1천만 명에 달했고, 국내 성인인구의 3분의 1이 비만환자라는 사실을 강조한다. 그리고 20년 후인 2025년에는 국민의 2명 중 1명꼴로 비만에 육박할 것이라고 예측한다. 뿐만 아니다. 통계자료를 이용해 고혈압, 당뇨병, 고지혈증과 같은 다양한 생활습관병과의 밀접한 연관성을 밝히고 있어 국가 사회적으로 다양한 정책과 연구에 대한 지속적인 투자 지원의 필요성을 제시하고 있다. 물론 이 보고서에서도 우리는 낯익은 참고문헌을 찾아볼 수 있다. 예를 들어 올스한스키 박사의 연구를 인용해 비만이 위험한 질환임을 강조하고 있다.

우리나라 국가기관에서도 미국 비만 연구자들이 주로 사용하는 참고문헌이 중요하게 쓰이고 있다. 지적할 점은 이뿐이 아니다. 비만과 생활습관병과의 관계를 설명하기 위해 사용된 통계적 기법은 오즈비odds ratio만을 이용한다. 통계의 한 기법이기는 하지만 이 기법이 비만과 생활습관병과의 연관관계나 인과관계를 설명하지는 않는다. 단지 관계 정도만을 지적할 뿐이다. 또 있다. 비만지수와 생활습관병의 관계를 분석할 때 이에 영향을 주는 다른 요인들을 고려했는지도 의심스럽다.

이미 국제적인 연구에서는 이러한 모든 고려 대상을 적용해 통계분석을 하는 것이 상례이다. 그럼에도 저자들은 이 단순 분석만을 통해 여러 생활습관병의 원인이 비만인 것처럼 요약하고 있다. 또 있다. 이 보고서에는 중요한 데이터가 빠져 있다. 측정했다는 신장과 체중의 데이터가 존재하지 않는다. 체중과 체구를 다루는 거의 모든 병력학 연구에서 가장 먼저 제시하는 결과가 연구 대상자들의 성별, 나이, 체중, 신장임을 감안하면 어처구니없는 결과 발표이다.

비만이 건강에 위험하다는 정부와 의료계의 주장은 귀를 기울이게끔 한다. 그러나 찬찬히 살펴보면 이들의 주장에 신빙성이 떨어짐을 발견할 수 있다. 그리고 적지 않은 정황적 증거들이 이들의 주장이 외부에 의해 영향받았을 소지가 있음을 뒷받침하고 있다.

비만의 위험성을 주장하는 의료계와 정부를 상대로 정면으로 반박하는 이들은 흥미롭게도 의학계 밖의 학문적 연구자들이다. 이 반론자들은 소수 의사들이 임의적이고 비과학적 방법을 동원해 과체중과 비만을 규정하고 이를 사회에 적용시킴으로써 비만에 대한 위험성을 풍선 불듯이 확장시키고 있음을 지적하고 있다. 예를 들어 비만의 위험을 경고하는 의사들의 대부분은 다이어트와 비만 관련 사업체로부터 지원금을 받고 있어서, 결과적으로 미국인들의 체중에 대한 통계를 비틀어 미국 비만인구를 폭발적으로 늘게 하고 있으며, 자신들의 주장을 관철시키기 위해 내용을 부풀린다는 주장이다. 게다가 체중감소를 위해 영양이 불균형한 식이를 권장함으로써 도리어 체중이 증가하게끔 조장하고 있다고도 주장한다[13-7].

그렇다면 이러한 주장을 성립시킬 수 있는 근거는 있을까. 비만 퇴치론자를 비판하는 학자 중 한 명인 시카고대학교의 정치학자 에릭 올리버Eric Oliver 교수는 흥미로운 조사를 실시했는데, 미국에서 이루어진 대표할 만한 3가지 설문조사 결과를 이용해 분석했다.

이 세 종류의 설문은 각기 1970년대 초와 말 그리고 1990년대 초에 의학적 측정이 이루어진 것을 바탕으로 하고 있는데, 짧게는 9년에서 길게는 19년간의 사망신고를 추적한 자료였다. 결과적으로 비만인 사람의 사망률이 건강한 체중을 가진 사람들에 비해 아주 약간 높은, 통계적으로는 유의미하지 않은 사망률을 보였다는 것이다. 제3자적 입장에서 비만과 사망률의 관계가 존재하지 않음을 실제적 자료를 통해 입증한 셈이다.

그렇다면 앞서 《뉴욕타임스》와 《워싱턴포스트》가 기사화한 비만에 의한 생명 단축 예견은 어떻게 된 일일까? 기사가 나가면서 상당한 반론과 그 근거에 대한 설명을 요구받은 앨리스 박사는 2~5년의 생명 단축이라는 표현은 절대 정확히 묘사된 것이 아니라고 변명했다. 기사가 자신의 의도와 무관하게 이를 부풀려 강조했다는 말이었다. 실제로 두 일간지 기사에는 조만간 인간의 기대수명이 감소할 수 있음만을 강조했을 뿐 이를 뒷받침할 수 있는 통계적 분석의 근거를 제시하거나 언급하지는 않았던 것이다.

이러한 일화는 의학계와 언론이 얼마나 무책임하게 비만을 이용하는지 잘 보여주는 대목이라 하겠다. 동시에 이런 추측성 기대수명을 제시한 연구진들도 책임을 피하기는 어려워 보인다. 신뢰할 만한 방법을 통해 믿을 만한 결과를 도출하고 그 결과를 발표하거나 언론을 이용하는 것이 순서일 것이다.

예를 들어 이들이 발표에 사용한 연구의 통계에서는 극단적으로 과도한 비만과 정상체중만을 비교했으며, 저체중은 과다한 사망에 이르지 않는 것으로 간주했던 것이다. 또한 생명에 위험을 줄 수 있는 위험 요인이 10년 이상 지났음에도 이를 통계에 포함시켰으며, 예전의 사망 위험률이 앞으로도 계속 유지되는 것으로 가정하여 분석했다. 즉 미래의 의약품 발전이나 이 발전된 의약품에 의한 건강상의 이득은 아예 배제하고 현재의 관점에서 미래를 예측한 것이다.

이러한 편견이 개입된 연구들은 비만의 위험을 호도하는 데 자주 인용된다. 이를 근거로 비만과 건강, 생명, 미래의 문제 등을 다루는 소재로 이용된다. 그들에게 비만을 부풀린다는 것은 그만큼의 혜택이 따라오기 때문이다. 이로써 더 많은 연구비를 받을 수 있으며, 더 많은 예산을 배정받을 수 있고, 이는 다시 의료계로 투입되는 결과로 돌아오게 된다.

여기에 다이어트산업계와 의사들은 이 예산을 받아 그들의 서비스가 보험으로 처리될 수 있도록 작용하고 있으며, 제약회사는 이를 이용해 그들의 새 약이 왜 중요한지를 정당화시킨다. 그러니 비만과의 전쟁은 미국 사회의 몇몇을 부자로 만들고 있다는 주장이 설득력을 얻는 것이다. 한 예로 위에서 언급한 버밍햄 앨라배마

대학교 University of Alabama 앨리슨 교수는 148개 건강 관련 업체로부터 지원을 받고 있다고 한다.

Chapter 14

비만 정치

정부기구나 언론은 사회 공익을 위해 존재한다. 관료는 그 사회의 사람들이 무엇을 필요로 하며 그들의 요구사항이 무엇인지 정밀하게 파악하고 여기에 기반을 두어 적절한 행정적 조치를 취해야 한다. 실행하는 과정에서 문제가 발생한다면 이를 해결하는 방법까지 찾으려는 노력을 경주해야 한다. 언론은 공정하고 정확한 정보를 전달해야 하며, 때로 문제시되는 사회현상에 대해서는 감시 기능도 수행해야 한다. 쉬울 수도 있지만 어렵기도 한 기능들이다. 특히 많은 사람들의 이해관계가 얽혀 있는 사안을 두고 이런 기능을 올바로 수행한다는 것이 그리 쉬운 일은 아닐 것이다.

불행하게도 최소한 체중과 건강 그리고 사망률에 관한 한 미국의 관료들과 언론은 사회를 바른 방향으로 이끌지 못하고 있는 것

같다. 설상가상으로 미국의 관료와 언론은 체지방이 사람에게 치명적이지 않다는 일부 지적이 있음에도, 체지방이 생명과 결부된 치명적 위험 요인임을 가혹하게 지적한다. 이들은 사람을 죽음으로 모는 원인으로 비만을 첫째로 꼽고 있다. 2004년 《유에스투데이USA Today》의 머리기사를 보면 비만이 미국인의 사망률에 가장 큰 고민거리임을 지적한다. 미국인이 비만으로 인해 한 해 38만 5000명이나 죽어나간다는 것이다. 물론 이 수치는 《미국의학협회지》의 연구결과를 인용 보도한 것이었다. 이 기사에서 미국질병통제예방국의 수장인 거버딩이 언급한 한마디가 걸작이다. "모든 미국인은 일상생활에서 운동과 함께 건강한 음식을 건강한 양만큼 먹는 법을 배울 필요가 있다[14-1]"라고 말한 것이다. 먹는 것과 움직이는 것이 모두 부적절하니 이에 대한 적극적인 교정이 필요한 것처럼 말하고 있다.

당시 이 말은 상당히 자극적인 발언으로 받아들여졌다. 실제로 미국질병통제예방국에서 근무하는 권위 있는 비만 연구자들조차도 자신들의 수장이 주장하고 나선 '식이 문제와 비활동으로 인해 수십만 명의 미국인이 죽어간다'는 내용에 동의하지 못하는 듯였다[14-2]. 자신들의 수장이 주장하는 것을 뒷받침하는 과학적 근거라는 것에 동의하지 못하기 때문이었다. 그 근거라는 연구의 연구방법과 데이터 자체에 문제가 있다는 지적이었다. 근거로 사용했던 이 논문으로 인해 기관의 내부에서도 상당한 진동이 있었던 차였다. 그럼에도 이런 의견들이 묵살된 채 바로 발표해버린 것이다.

왜 미국 최고 기관의 수장은 이러한 무리수를 감수해야 했을까. 사실 이러한 언사는 거버딩 이전의 질병통제예방국 수장이었던 윌리엄 포지William Foege에서부터 그 원류를 따질 필요가 있다. 포지 또한 과체중과 비만이 미국인을 위험으로 몰고 있는, 예의 주시해야 할 위험 요인으로 지목했었다. 그리고 그 위험성을 강조하기 위해 제시했던 근거들에서도 연구방법과 데이터의 불확실성이 존재했음은 물론이었다. 이에 대해 많은 전문가들이 의심과 비판을 보냈다. 왜 질병통제예방국의 수장들은 지속적이고 일관된 주장을 펴고 나섰을까. 그렇다. 바로 이들은 정치적인 제스처가 필요했던 것이다. 이와 관련된 예산과 지원 그리고 관심이 궁극적 목적이었다.

이에 반해 미국질병통제예방국의 연구자들은 자신들의 수장이 근거로 제시한 연구 논문과는 상반된 결과를 보여주는 또 다른 연구들을 발표했다. 미국질병통제예방국의 수석 연구원인 캐서린 플레갤Katherine Flegal 박사는 미국암연구소National Cancer Institute와 공동 연구를 진행했는데, 이 연구는 1971년부터 2002년까지 미국인을 대상으로 수집된 자료를 분석한 것이었다. 그리고 2005년 《미국의학협회지》에 그 결과를 발표했다. 이 연구의 결과는 과체중으로 분류된 사람들이 저체중과 정상체중으로 분류된 사람들에 비해 더 낮은 사망률을 보였음을 보고했다. 그리고 과하다 싶을 정도로 고도비만인 사람의 경우 사망률이 높았으며, 비만에 의한 사망을 11만 2000명으로 추산했다. 11만이라 함은 자신들의 기관장이 주장하고 나선 30만 명의 약 3분에 1에 해당하는 수준에 불과하다[14-3].

한 개인은 물론 어떤 조직이나 단체이든 간에 자신들의 위상 정립과 지속적인 관심 확보 그리고 궁극적으로 재정적인 뒷받침을 견고하게 만들기를 원한다. 연구비를 더 많이 받고 더 많은 연구물을 생산하며, 더 큰 규모의 조직으로 성장하려는 의도는 분명 수긍이 간다. 그러나 그러한 목적을 달성하려는 과정에서 빚어지는 악영향은 사전에 충분히 신중하게 검토되어야 한다. 이러한 맥락에서 비만에 대한 정부와 이익단체, 식품업체, 그리고 개인들은 너무나도 무책임한 정치행위를 벌이고 있는 것이다.

04
체중, 체지방, 체구성

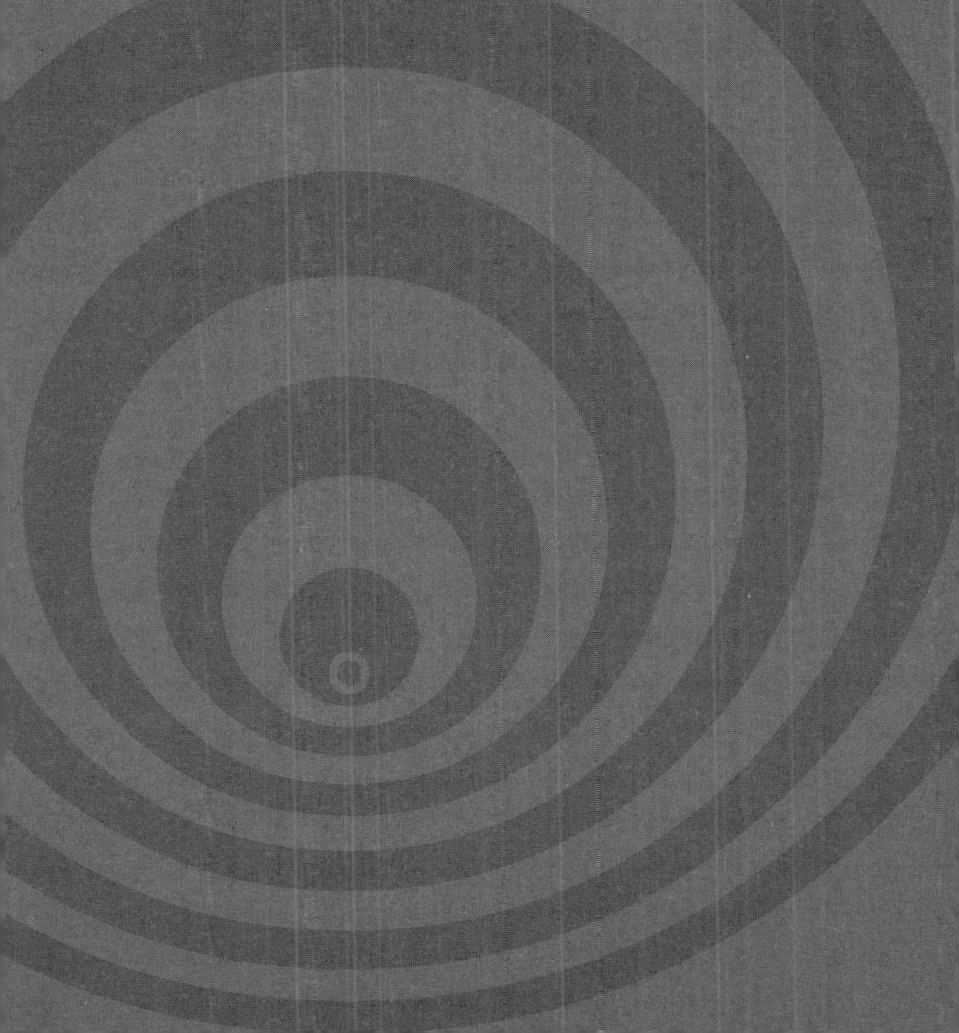

Chapter 15

부정적 인식의 시작, 평균체중의 탄생

사람은 건강한 식단의 음식을 먹고 건강 전문가들이 주장하는 수준의 신체활동을 하면서도 살이 찔 수 있다. 반대로 자기 마음대로 어떠한 기준도 갖지 않고 소위 말하는 건강하지 않은 식습관과 생활방식을 유지하면서도 마른 체구를 유지할 수 있다. 이 두 예에서 우리는 왜 건강한 음식과 적정한 운동을 하는 사람보다 대충 사는 듯 보이는 사람들이 더 마른 체구를 유지하는지에 대해 궁금증을 품게 된다. 그러면서 마음대로 살면서도 마른 체구를 가진 사람들을 부러워하기도 하고 이들이 다른 무슨 방법을 동원하여 그러한 체구를 유지하고 있지는 않은지 의문을 갖기도 한다. 사실 이러한 생각의 기본에는 마른 사람이 건강할 것이라는 가정이 존재하기 때문이다. 그리고 이러한 결과에 대한 해석을 먼저 '체질'이나 '타고난' 것쯤으로 간주하거나 또는 '관리'라는 용어로 설명하려 들기도 한다.

흔히 우리는 마른 체구가 더 건강하고 체력을 잘 보존하는 것으로 인식하지만, 사실은 정말로 말랐기 때문에 건강한 것은 아니다. 다만 우리가 그렇게 교육되었기에 그러한 관점으로 해석하는 것뿐이다. 사람은 서로 다른 성질을 가진 독립체이다. 특히 체중에 있어서는 더욱 그러하다. 여기서 독립체란 서로 같은 기준으로 비교될 수 없는 것을 의미한다. 그래서 독립체는 전체라는 큰 집단의 평균이나 기준에 대비해 비교할 수 없다. 그러나 독립체를 전체의 평균에 비교해 평가하는 행위는 비만이 왜 이 사회에서 이토록 부정적으로 인식되는 것인지의 근본 원인일 수 있다. 체중과 체구성 그리고 체구는 모두 개별성을 갖는데 굳이 이 개별성의 수치들을 전체에 대입해 전체의 어느 위치에 있는지를 알아보려는 노력들이 바로 부정적 인식의 시발인 것이다.

비만은 이제 거의 모든 분야에서 공공의 적이 되어버렸다. 의사들은 경고하고 영양사들은 강조한다. 언론은 하루가 멀다 하고 비만의 위험성을 귀가 따갑도록 뇌까린다. 다이어트식품회사와 제약회사는 이 기회를 놓치지 않는다. 패션업계는 지치지도 않고 더욱 마른 사람만을 모델로 쓴다. 이제는 교육 현장에서까지 비만은 퇴치되어야 할 대상이 되고 말았다. 그나마 퇴치 정도라면 다행인 편에 속한다. 심지어 비만한 사람들은 어디에 끼지도 못한다. 살찐 사람들은 마치 먹기만 하고 움직이기도 싫어하는 게으른 부류로 인식된다. 살찐 사람이 옆으로 지나가면 힐끗 쳐다본다. 정부도 이에 질세라 비만이 마치 퇴치되어야 할 건강상의 위험 요인인 양 몰아가고 있다. 비만을 마치 국민의 건강을 위해 수정되어야 할 주요 과제의 하나로 여기는 것이다.

과연 비만은 인간이 시급하게 해결해야 할 건강상의 문제일까. 아니면 우리가 따져보기도 전에 비만을 적으로 규정하고 손가락질하도록 훈련받은 것인가. 혹시 우리가 무엇을 잘못 알고 있는 것은 아닐까. 과연 우리는 언제부터 비만을 건강의 적으로 규정하기 시작했을까. 시간을 거슬러 올라가 보자. 과연 언제부터 우리가 비만을 적으로 몰아세웠는지 알아보자. 역사는 우리의 잘못된 이해가 어디에서부터 왜곡되었는지 가르쳐줄 수 있을 것이다. 그리고 궁극적으로 비만이 지금의 비만으로 인식되는 과정에 누군가 인위적으로 개입했음을 눈치 채게 된다.

우리가 비만의 운명을 거론하기 위해서는 그리 먼 시간 여행을 할 필요도 없다. 100년 전으로 돌아가자. 100년 전까지만 해도 인간이 걱정하던 건강상의 잠재적인 위협은 다름 아닌 마른 체구였다. 마른 체구는 인간의 생명을 앗아가는 가장 위험한 감염성질환 3가지 중에서 2가지, 바로 결핵과 폐렴에 빌미를 제공하는 위험한 요인이었으며(세 번째는 인플루엔자), 그래서 몸속에 지방을 많이 가지고 있다는 것은 그만큼 강인한 건강을 의미했었다. 그래서 인간이 저장하고 있는 지방은 생명 연장의 지표로 여겨졌다. 체지방이 지금과는 정반대의 개념으로 이해되었던 것이다.

그렇다면 무엇이 비만에 대한 새로운 인식 전환의 전기를 제공한 것일까. 아마도 20세기에 들어서면서 미국의 생명보험회사의 주도적인 역할이 그 원류가 아닐까 생각된다[15-1]. 사회역사적인 배경을 살펴보자. 19세기를 전후로 서유럽과 미국을 중심으로 산업화 사회에 돌입하면서 자유경쟁 체제의 자본주의가 발달하고 이윤을 추구하는 다양한 기업들이 탄생하게 된다. 보험회사도 이러한 기업의 일부로 성장하는데, 이 회사들은 각기 이윤의 극대화를 위해 나름대로의 전략을 구상하게 된다. 보험회사의 이윤은 전체 가입자의 유병률과 사망률이 최소화되거나, 또는 발병 가능성과 사망 가능성이 높은 사람을 미리 예측할 수 있을 때 극대화된다. 즉 누가 어떠한 병에 더 잘 걸릴지, 누가 더 빨리 사망하게 될지 파악할 수 있다면 이들에게 프리미엄을 부가시킴으로써 나중에 지불해야 할 보험금에 대한 사전 수거가 가능해지는 것이다. 극단적으로 조기사망 가능성이 높은 사람들에 대해서는 계약을 취하지 않는 것이 회사의 전략이 될 수 있다.

체중에 대한, 좀 더 나아가 체지방에 대한 부정적 인식의 발단은 바로 여기에서 시작된다. 사람의 발병 가능성과 조기사망 가능성을 사전에 알기 위해 보험회사들은 각계의 전문가들을 영입하게 되는데, 그 중심에 선 주인공들이 통계학자와 의사들이다. 의사와 통계학자들은 보험회사에 가입된 고객들의 정보를 이용하여 이들의 유병률과 사망률을 추적 조사하게 된다. 그 과정에서 누구에게서나 얻을 수 있었던 가장 손쉬운 신체 정보부터 분석에 들어가기 시작했는데 그것이 바로 나이, 체중, 신장이다.

통계학자들은 이 변인들을 이용해 고객의 사망률을 추정하기 시작했으며 결국 체중과 사망률의 밀접한 관계를 알아내게 된다. 그리고 그 유명한, 지금까지도 우리의 인식을 휘어잡고 있는 '신장체중표'가 탄생하게 된다. 신장체중표란 무엇인가. 이는 어느 정도의 키라면 어느 정도의 체중이 어울린다는 의미를 담고 있는 표이다. 이 표는 1897년에 처음으로 미국 사회에 그 모습을 드러낸 이후 몇 번의 개정과정을 거쳐 1983년에 마지막 개정판이 나올 때까지 약 100년 동안 존속하게 된다. 이 표가 존재하는 동안 이 표에서 제시한 내용은 사망 위험성을 측정하는 도구로 사회 전반에 걸쳐 사용되기에 이른다.

1897년에 탄생한 신장체중표는 1912년까지 사용된다. 이 표에서 제시하고 있는 신장에 따른 체중은 15세부터 70세까지 보험회사에 가입한 고객들의 평균체중을 고스란히 담고 있다. 남녀 모두

20세부터 10년 단위의 나이로 구분하여 평균체중을 제시했다. 이 때 과체중은 이 평균체중 범위를 상회하는 모든 체중을 말하는 것이었지만 실제로 현저한 사망률을 보이는 체중은 평균체중보다 20퍼센트 상회하는 경우로 여겨졌다. 따라서 평균체중을 기준으로 20퍼센트 이상 체중이 더 나가는 가입자들은 할증료를 지불해야만 했다.

이 평균체중이 일반인들에게 권장되는 체중으로 전달되면서 일정한 인식의 규범으로 자리 잡게 된다. 이 기준에 대한 믿음은 더욱 발전하여 단순히 보험회사의 유병률과 사망률을 예측하는 기준으로만 사용되던 것을 넘어서 마치 의학적인 사실, 사회문화적으로 모두가 공동의 노력을 기울여야 할 기준처럼 여겨지게 된다. 보험회사들은 이 표를 근거로 더 많은 수익을 창출할 수 있었으며, 자신들의 발견이 건강한 국가와 사회를 만드는 데 공헌하고 있다는 믿음을 갖게 된다. 그래서 보험회사와 의사들은 건강한 국가의 건강한 국민을 표방하면서 다양한 경로를 통해 이를 선전하고 대중교육에 동참하게 된다.

한 예를 살펴보자. 뉴욕무추얼생명보험회사Mutual Life Insurance of New York의 수석 의학 자문위원장인 브랜드리드 시몬즈Brandreth Symonds 박사는 1909년 한 대중 잡지에 자신의 의견을 다음과 같이 기고했다.

"근육이든 지방이든 과다한 체중은 힘을 저장하는 저장고가 아닙니다. 만약 근육이라면 계속 영양분을 공급하면서 보살펴야 하는 짐일 것이고, 만약 지방이라면 영양 상태와 기능을 제한하는 짐일 것입니다[15-2]."

그는 또한 모든 사람들이 평균체중에 가깝도록 유지하는 것이 건강의 지름길임을 대중에게 교육시키고 인식시켜야 한다고 강조했다. 메트로폴리탄생명보험회사 Metropolitan Life Insurance Company (이하 '메트라이프'로 통일)는 대중 교육의 일환으로 담당 부서를 별도로 두었으며, 1943년에는 창사 75주년 기념으로 건강 관련 책자 1억 2000만 부를 발행해 대중들에게 배포했다.

그러나 이때까지만 해도 대중이나 의학계가 체중이 많이 나가서 문제가 된다는 인식에 열성적으로 동조한 것은 아니었다. 그도 그럴 것이, 과다한 체중이 건강상의 문제를 유발할 수는 있어도 평균체중에 비해 20퍼센트 이상의 체중을 가진 사람의 절대 수가 그리 많지 않았기 때문이다. 또한 사회적으로도 아직까지는 체중이 덜 나감으로써 건강상의 위험이 더 가중되었기에 사람들은 과다한 체중보다는 덜 나가는 체중에 더 민감하게 반응하던 시기였다. 과체중과 비만이 아직 사회병리적현상으로 받아들여지지 않았던 것이다.

이러한 인식은 보험회사의 적극적인 사회 계몽 캠페인 앞에서 오래가지 못했다. 1940년대 중반을 기점으로 상황은 믿기지 않을 만큼 완전히 바뀌게 된다. 불행하게도 이러한 인식 전환의 계기는 실제 미국인의 체중증가에 의해 발동되지 않았다. 우습게도 '과체중' 또는 '비만'이라는 정의가 바뀌면서 나타나게 된다. 다시 말해 비만의 기준이 미국인의 체중변화와는 무관하게 더욱 엄격하게 규정됨에 따라 평균체중이었던 사람이 과체중으로 편입되면서 미국인의 과체중 수는 급격하게 증가하게 된 것이다.

이즈음에 사람들의 체중과 체구에 대한 인식의 변화는 보험회사의 전 방위적 교육뿐만 아니라 패션산업에도 불어닥친다. 사실 패션업계의 관점 변화는 체중과 체지방이라는 구체적인 문제를 들고 나온 것은 아니었으나 마른 체구를 지향하면서 건강미의 기준을 바꾸는 게 동조하게 된다.

1908년 패션의 제왕으로 불리던 프랑스의 디자이너 폴 푸아레 Paul Poiret는 여성을 코르셋으로부터 해방시키고 여성의 몸을 노출시키는 새로운 의상을 선보였다. 그의 시선은 과거의 여성상을 뛰어넘어 마른 것을 향해 치달았는데, 패션잡지 《보그Vogue》는 그의 새로운 작품에 나타난 여성의 매끄러움을 부각시켰다. 이 새로운 시선에 대한 유행의 속도는 그리 느리지 않았다. 패션은 급속도로 변했으며, 여성의 몸은 점차 옷을 따라가게 되었다.

보험과 패션, 이 두 거대 산업의 새로운 시선은 큰 조류를 형성하게 되었고, 독립적이면서도 우연히 일치하게 된 그들의 주장은 힘을 얻게 된다. 그리고 대중 사회를 향해 이러한 메시지를 전하게 된다.

'살찐 사람은 언헬시unhealthy하며, 언패셔너블unfashionable합니다.'

Chapter 16

'평균'에서 '이상'으로,
'이상'에서 '희망'으로

　　메트라이프의 사보격인 《통계회보 Statistical Bulletin》가 1942년 10월과 1943년 6월에 각각 남녀의 신장체중표를 새로 발표하게 된다. 이 회보는 일단 보험회사 직원들과 의학계 사람들에게 널리 읽혔는데, 아마도 이때를 기점으로 미국에서 비만에 대한 병리현상이 시작되었던 것으로 보인다. 이 새로운 신장체중표는 이전 것에 비해 몇 가지 중요한 변화를 보여준다.

　　먼저 이 새로운 표는 '평균average'이 아닌 '이상ideal' 체중을 제시한다. 두 번째로 이전의 표가 나이별로 신장에 대한 평균체중을 제시했다면, 새로운 표는 더 이상 나이에 따른 분류를 하지 않는 대신 모든 연령의 이상체중이 생애 주기에서 가장 낮은 사망률을 보이는 20~29세의 체중 영역으로 좁혀지게 된다. 그리고 세 번째 특이할 만한 개정사항은 나이에 상관없이 이상체중이 모두 동일한 대신 체격의 크기에 따라 대large · 중medium · 소small에 맞춰 이상체중이 달라진 것이다.

이 표의 발간은 보험회사와 의학계뿐 아니라 일반 대중에게도 적지 않은 파장을 몰고 왔다. 이 표의 발표와 동시에 이때까지 성별, 연령별로 신장에 따른 체중의 평균치를 구분하던 것에서 연령이 사라져버렸다. 이것은 나이가 들어감에 따라 체중이 증가하는 것이 더 이상 용납되지 않음을 뜻했다.

연령과 상관없이 이상체중을 유지해야 한다는 이러한 주장은 메트라이프의 수석 통계학자인 루이스 두블린Louis Dublin 박사의 확고한 믿음에서 비롯되었다. 그는 1909년부터 86세로 타계한 1969년까지 이 회사에 근무하면서 지속적으로 이 '이상체중'을 주장했다. 두블린의 주장은 간단하다. 사람이 30세를 넘으면서 약간이라도 체중이 증가하면 사망률이 높아지며 따라서 20대의 평균체중이 평생의 이상체중으로 받아들여지고 유지되어야 한다는 것이다.

이 발표는 체중증가에 대한 경각심은 더욱 높이게 되었고, 사람이 유지해야 할 이상체중은 상당히 낮은 수준으로 재조정되도록 했다. 그리고 개인이나 국가의 체중에 대한 히스테리가 이에 비례해서 증가하게 된다.

보험회사의 체중에 대한 압박은 계속 진화한다. 1959년 미국과

캐나다의 26개 생명보험회사들은 합동으로 자신들의 4900만 계약자들에 대한 모든 자료를 이용해 체중과 수명에 관한 연구를 진행한다. 이 당대의 프로젝트는 이전까지 자신들이 정당화시켰던 결론을 더욱 견고하게 강화시켜주는 역할을 한다. 결론은 간단하다. 체중이 많이 나갈수록 건강에 좋지 않으며 생명 연장의 꿈에서 멀어진다는 것이다. 이를 통해 이들의 믿음은 더욱 확고해졌다. 이는 모든 사람들이 믿고 따라도 좋을 만한 정설의 데이터가 되었으며, 비만은 미국인을 죽이는 가장 큰 원인으로 자리 잡게 된다.

이를 바탕으로 메트라이프는 다시 새로운 권장체중을 내놓게 된다. 그리고 다시금 그 명칭이 바뀌게 된다. 이제 '희망(desirable)' 체중이 등장한 것이다. 그러니까 '평균'에서 '이상'으로, 그리고 다시 '희망' 체중으로 변신을 거듭하게 된다. 아니나 다를까 이번의 기준은 더욱더 낮아지고 각박해진다. 이를 통해 미국의 비만 병력을 가진 인구 통계는 또다시 급상승하게 된다. 미국인들의 영양섭취는 날로 좋아지고 체중은 증가 일로를 걷고 있는데, 이와 반대로 이상적인 체중의 기준은 점점 더 낮아진 때문이다. 사람의 체중은 일정한데 비만인구는 증가하게 된, 웃어야 할지 울어야 할지 모를 결과가 나오게 된 것이다.

Chapter 17

구원투수로 등장한
신체질량지수

비만인구가 증가하는 것을 보고 박수를 치던 사람들은 새로운 아이디어를 도입하여 사람들을 더욱 교묘하게 기만하게 된다. 바로 신체질량지수인데, 공중보건 행정가들의 사랑스러운 지표로 애지중지되고 있다. 이들이 이 지표를 도입해 사용하는 이유는 간단하다. 지난 수십 년 동안 사용되어왔던 신장체중표가 엄청난 지탄을 받아, 이제 더 이상 지탱할 힘이 남아 있지 않았던 것이다. 분명 신장체중표는 과학적이지 않은 방식으로 만들어졌기 때문에 변명의 여지가 없었다. 예를 들어 보험 가입자들의 체중은 직접 잰 것이 아니고, 본인들이 가입할 당시 가입 용지에 기재한 것이며(가장 신뢰성이 낮은 방법임), 이 또한 가입 당시 한 번의 기록에 의한 정보였다. 게다가 이 자료는 이들의 미래 건강을 예상할 수 있는 그 어떤 신뢰성 있는 요인으로 평가받지 못하고 있었는데 이러한 지적을 감당할 수 없었던 것이다. 결국 장장 80여 년의 생명력을 다한 것이다.

실지로 메트라이프가 가장 최근에 발표한 1983년판 표는, 이 회사가 "(표에서 권장하는 체중은) 질환이나 질병의 발병을 최소화하는 체중은 아니다. 이 체중들은 할증료를 계산하거나 서명하는 데 사용되어서는 안 된다"고 규정하고 있다[17-1]. 재미있는 것은 메트라이프가 자기 회사의 표를 보험금 책정에 사용하지 않을 뿐만 아니라, 몇몇 학자들이 이 표는 임의적이고 무작위이며 무의미하다고 지적하고 있음에도 체지방을 공격하는 전사들은 아직까지도 이 보험회사의 표를 증거로 제시하면서 체지방이 사람을 죽인다고 주장하고 있다.

최근의 체중과 비만에 대한 진화는 더욱 복잡한 양상으로 진입한다. 체중만이 건강의 한 지표로 여겨지던 이전의 평균·이상·희망체중의 개념은 신체질량지수 개념에 바통을 넘겼다. 이제 이 신체질량지수가 체중감소를 친구로 맞이한다. 이전까지만 해도 과다한 체중은 과다한 영양섭취의 결과로 이해되었으므로, 체중조절은 섭취 열량을 줄임으로써 가능하다는 논리가 전개되었다. 그러나 이때쯤부터 칼로리섭취를 제한하고 운동을 병행함으로써 체중조절이 더욱 효율적일 수 있다는 개념이 도입된다.

동시에 미국인들에게 긴장감을 선사하는 사건이 생겼으니, 바로 유럽 아이들에 비해 미국 아이들의 체력이 현저히 떨어진다는 보고서의 출현이었다. 이를 계기로 1956년 아이젠하워 대통령은 대통령 직속 청소년피트니스자문위원회President's Council on Youth Fitness; 현재의 President's Council on Physical Fitness and Sports를 구성하고 청소년의 체력 향상에 직접적으로 개입하게 된다. 이는 나중에 체력 향상이 건강과 장수에 유익하며 사회적으로 바람직한 것이라는 미국인들의 이미지를 고착시키는 데 공헌하게 된다. 체중조절과 더불어 운동과 체력 향상이 사회적 이슈로 떠오르는 과정의 역사적 배경은 다시 이야기될 것이다.

이제 체중 기준의 변천사를 통해 과연 한 사람이 어떻게 정상적인 체중에서 과체중인 사람으로 전락해가는지 45세 중간 체구(163센티미터)의 여성을 신장체중표에 대입해 예로 들어보자.

이 여성의 경우 평균체중의 개념에서는 63.5킬로그램이 평균체중이다. 이상체중의 개념에서는 56.2~59.9킬로그램이 이상적이다. 희망체중의 개념에서는 어떨까. 51.3~57.2킬로그램이 희망적인 체중이라 할 수 있다. 미국인의 영양섭취 상태는 지난 100년 동안 지속적으로 호전되었으며, 체구는 이와 비례하여 더욱 커졌다. 100년 전에 63.5킬로그램으로 평균을 유지하던 이 여성이 만약 지금 다시 태어난다면 희망체중보다 최소한 6~12킬로그램 이상 체중이 더 나가는 꼴이 된다. 뭔가 앞뒤가 잘 맞지 않는다. 그러니 미국인의 비만도가 증가하는 것은 당연하지 않겠는가. 그렇다면 지금 우리 사회는 어떠한가.

Chapter 18

비만 평가의 불안정성

여기에서 먼저 비만이라는 용어부터 정의해보자. 비만이란 무엇인가. 비만의 사전적 정의는 '과다한 체지방excessive bodilyfat' 또는 '과다한 체중excessive weight'이라 표현되어 있다. 그러나 '과다' 라는 용어가 무엇을 기준으로 과다한 것인지는 모호하다. 그 기준점이 설정되어 있지 않고 단지 추상적으로 그 무엇보다 많다는 것을 의미할 뿐이다. 그렇다면 이를 보다 구체적으로 수량을 포함시켜 설명하는 비만 또는 과체중의 기준은 무엇일까. 이 정량적인 표현의 작업은 오랜 기간 동안 보험회사, 의학 전문가, 피트니스 전문가, 과학자들에 의해 다양한 시대에 따라 다양한 방식으로 수치화되고 표현되어왔다.

역사적으로 시대마다 체중이 과하게 나가는 사람들을 표현하는 다양한 기준이 제시되어왔다. 몇 가지를 소개하자면 '이상체중보다 20퍼센트 초과인 경우', '정상 또는 평균체중의 20퍼센트 초과인 경우', '권장체중 범위의 중앙점에서 20~30퍼센트 초과인 경우' 등이 있다.

이 예들이 체중을 기준으로 구분하는 방법이었다면, 체지방을 이용해 분류하는 방법도 존재한다. 과다한 체지방률을 가졌다고 표현할 때 남자는 20~25퍼센트, 여성은 30~35퍼센트인 경우로 한정하기도 한다. 이 기준에 의하면, 나이에 따라 약 20~65퍼센트의 미국 성인들은 비만이나 과다한 지방을 가진 것에 속하게 된다.

최근 들어 대부분의 연구자나 과학자들은 신체질량지수를 주로 적용한다. 이는 세계보건기구World Health Organization: WHO나 미국 보건국이 권장하는 기준이기도 하다. 간단히 설명하자면 신체질량지수는 체중과 신장을 이용해 kg/m^2로 계산하는데, 예를 들어 175센티미터의 남성이 72킬로그램이라면 이 사람의 신체질량지수는 $72 \div 1.75^2$으로, 계산하면 $23.5 kg/m^2$가 된다.

이 신체질량지수를 빌려 비만 등급을 표시하는 미국 정부의 권장안을 보면 $18.5 kg/m^2$ 미만은 저체중, $18.5~25 kg/m^2$는 정상체중, $25 kg/m^2$ 이상은 과체중, 그리고 $30 kg/m^2$ 이상은 비만으로 규정하고 있다. 그래서 정상체중과 과체중, 과체중과 비만은 경우에 따라서는 미묘한 수치 차이로 서로 다른 영역에 속하기도 한다. 예를 들어 163센티미터의 여성이 79.4킬로그램이면 신체질량지수는 29.9kg/m²로 과체중에 속하지만, 이 여성이 79.9킬로그램이면 신체질량지수 30.1kg/m²로서 비만에 속하게 된다. 여하튼 이러한 구분 방식을 이용하면 현재 미국 성인의 평균 신체질량지수가 26kg/m²를 약간 상회하고 있으니 미국 정부의 권장안을 그대로 따른다면 평균적인 미국인은 모두 과체중에 속한다. 현재 미국 정부의 공식적인 분류 체계에 따르면 미국인 1억 1800만 명이 과체중이나 비만으로 분류된다.

이러한 과체중, 비만, 과지방의 기준은 공통성을 갖는다. 저체중, 정상체중, 과체중, 비만으로 분류되는 단계가 독립적으로 떨어져 있는 것이 아니라 서로 연속선상에 있다는 것이다. 즉 저체중에서 정상체중으로, 정상체중에서 과체중으로 계속 연결되어 있다. 이 연속선상의 어떤 특정한 위치를 지정해 그 위에 속한 집단과 그 아래에 속한 집단의 특징을 명확하게 구분하기가 쉽지 않다. 그래서 한 선 위의 특정 위치에 점을 찍고 그 점을 중심으로 양쪽에 위치한 사람들의 유병률과 사망률이 서로 다름을 지적하는 것은 상당히 조심스러운 일이다.

Chapter 19

임의적으로 설정되는 비만 기준

우리는 어떠한 기준으로 살이 쪘다고 생각하는가. 우리로 하여금 살찐 사람과 마른 사람을 구별하게 하는 기준은 과연 무엇일까. 가수나 탤런트, 패션모델? 아니면 우리와 함께 생활하는 주변 사람들? 부모 형제? 아니면 또 다른 기준? 아마 이중 하나에만 기준을 두지 않는다면 우리는 분명 살아오는 동안의 다양한 경험을 통해 누가 살이 찌고 누가 말랐는지 판단하게 될 것이다. 그래서 각자의 경험에 따라 길거리를 지나가는 어떤 사람에 대해서도 누구는 살이 쪘다고 생각하는 반면, 다른 사람은 그리 살찐 사람이 아니라고 판단할 수도 있다.

그렇다면 과연 살이 쪘다는 것은 무엇인가. 우리가 알고 있는 것은 간단하다. 남들에 비해 또는 우리가 경험했던 것에 비해 보통

수준 이상으로 체중이 나가거나, 신체 각 부위가 보통사람보다 더 크게 느껴질 때일 것이다. 그러면 우리가 보통이라고 하는 것은 과연 무엇을 근거로 한 것일까. 답은 간단하다. 우리가 경험했던 세계에서의 보통이다. 그러니까 우리가 경험하지 못했던 것을 근거로 보통이라고 생각하지 않으므로, 우리가 경험했던 보통이란 시간과 공간의 제한성을 갖게 된다. 여기서 시간이란 예전과 오늘, 공간이란 서양과 우리나라와 같은 지리적·위치적 조건을 말한다. 즉 예전의 미국 땅에서의 경험과 현재 한국 땅에서의 경험이 서로 다를 것이라는 뜻이다.

과학계는 살찜과 마름에 대한 정량적 판단기준을 설정하고 있다. 학자들이 판단기준을 설정하는 이유는 서로의 주장을 객관적으로 이해시키고 이해하기 위한 수단이 필요하기 때문이다. 그리고 이 살찜과 마름을 정의하는 대표적인 예가 바로 정상체중, 평균체중, 이상체중, 또는 체지방률이나 신체질량지수, 그리고 허리-엉덩이 둘레비다. 흔히 학자들은 이를 기준으로 저체중, 정상체중, 과체중, 비만이라는 용어를 사용해 구분한다.

이미 설명했듯이 최근에는 주로 신체질량지수를 이용해 체중의 많고 적음을 평가한다. 우리가 학교 현장에서 아이들의 체격을 평가하거나, 헬스클럽의 트레이너에게 체중에 대한 평가를 듣거나 또 병원에서 의사에게 체중에 대한 이야기를 들을 때 '과체중'이라거나 '체중이 많이 나가십니다', '살이 좀 있으시네요' 라는 말은 바로 이 기준을 근거로 한 것이다. 물론 이들이 사용하는 기준이란 것이 위에서 말한 다양한 기준의 하나 또는 둘 이상을 근거로 얘기하는 것일 수도 있다. 요지는 최소한 이들 전문 분야에 종사하는 사람들은 주관적 경험에만 근거해 판단하는 것이 아니라 분명 어떤 기준을 가지고 얘기하고 있다는 사실이다.

우리는 일단 과체중이나 비만이라는 소리를 들으면 긴장한다. 최소한 우리가 알고 있는 비만은 만병의 근원으로 치부되기 때문이다. 비만인 사람은 마치 만성질환에 걸릴 위험성이 높고, 수명이 단축될 수도 있다는 우려의 대상이 되었다. 그렇다면 이는 과연 사실인가? 신체질량지수 $30kg/m^2$ 이상의 비만자는 과연 우리가 알고 있는 것처럼 병에 잘 걸리고 수명이 짧을 수밖에 없는 것일까? 과연 비만이라는 선을 긋는 신체질량지수 $30kg/m^2$는 어떻게 규정된 것일까? 정말 이 수치는 의사들의 위협에 가까운 경고 메시지를 정확히 전달하는 수치인가? 결론부터 말하자면 그렇지 않다. 이 수치는 임의적인 수치일 뿐이다.

비만의 기준 설정에 대한 임의성은 우리나라의 연구 사례에서도 찾아볼 수 있다[19-1]. 이 연구의 배경은 서양인과 동양인의 신체질량지수에 의한 비만 판정은 같을 수 없다는, 왜냐하면 '인종에서 나타날 수 있는 차이가 존재하기 때문에' 라는 전제를 두었다. 그래서 동양인의 경우는 체구가 작기 때문에 신체질량지수에 의한 비만기준이 서양인에게 적용하는 수치에 비해 낮게 설정되어야 한다며, 동양인에 적합한 비만의 기준을 별도로 설정하고 있다. 그 기준이 바로 $25kg/m^2$이다. 문제는 이 기준이 정말로 적당한지가 확실하지 않기에 이를 점검할 필요가 있다는 것이다.

    결과는 이렇다. 한국인 77만 명을 대상으로 8~10년 동안 추적 조사한 결과, 비만도가 높을수록 관련 질환 그러니까 고혈압, 당뇨병, 고콜레스테롤혈증이 증가하는 추세가 나타났다고 한다. 그러나 건강체중에 비해 이러한 질환들이 발생할 위험이 서양인을 대상으로 실행된 연구의 결과들에 비해 별 차이가 나지 않더라는 것이었다. 동시에 비만과 연관된 사망률 또한 서양인에 비해 별반 차이가 나타나지 않았다고 한다. 이것은 한국인에게 적용되는 비만의 기준이 결코 그렇게 낮게 설정되어야 할 이유가 없다는 증거임을 뜻한다.

    그런데 여기에서 주관적인 임의성이 개입된다. 결과가 서양과 우리나라 사이에 차이가 없었음에도 필자는 결과와는 전혀 상관없는 결론을 내린다. 이러한 논리다. 한국에서 신체질량지수가 $25kg/m^2$ 이상인 사람들이 급격하게 증가하고 있다. 이로써 유병률의 위험이 증가할 테니, 비만 증가의 걱정을 줄이기 위해서라도 건강증진 정책의 일환으로 기준점을 낮게 책정해야 한다는 것이다.

즉 결과는 서양인과 다를 바 없는데 공중보건 정책의 효율성을 위해 비만의 기준을 낮게 잡아 비만인구 통계 수치를 높이자는 것이나 마찬가지다.

그렇다면 만약 서양인과 같이 비만의 기준을 신체질량지수 30kg/m²로 설정한다면 우리나라의 비만인구는 어떻게 될까. 결과는 아주 절망적이다. 최소한 비만을 연구하는 사람들에게 있어서는 말이다. 거의 비만인구의 증가가 나타나지 않기 때문이다. 일 년에 약 0.2퍼센트 미만일 것이다. 그러니 이를 기준으로 잡는다면 비만을 연구하는 사람들에게는 좋지 않은 소식일 것이 분명하다. 여기서 실제 서양의 기준과 비교했을 때 우리나라의 비만인구가 어느 정도 되는지 알아볼 필요가 있다. 만약 서양과 같이 신체질량지수 30kg/m²를 비만의 기준으로 삼는다면 2005년을 기준으로 3.5퍼센트로 보고되었다. 이는 같은 해 OECD 통계에 보고된 13개 국가의 평균 비만율 14.6퍼센트에 비해 현저하게 낮은 것이며, 우리나라가 가장 낮은 비만율을 보였다[17-2].

위 보고서에서 나타난 문제는 결과 따로 결론 따로에만 있지 않다. 임의적인 기준 설정에 따른 더 큰 문제는 모든 비만의 잣대가 여기에 근거하며, 알든 모르든 이를 이용하게 된다는 것이다. 현재 우리나라에서는 대부분의 경우 신체질량지수 25kg/m²를 기준으로 비만인구를 정한다. 그리고 누가 먼저인지는 몰라도 서로 앞 다퉈 사용하고 있다. 대한비만학회는 2005년 국민건강영양조사의 데이터를 이용해 우리나라의 비만인구의 심각성을 부각시켰다. 모르긴 모르되 정부에도 이 자료를 이용해 압박할 것이 분명하다.

다시 임의성으로 돌아가 보자. 임의적이란 글자 그대로 과학적 설득력이 결여된, 그래서 누구나에 의해서 그 기준선이 그어질 수 있다는 의미이다. 여기에서 제시하는 수치는 타당한 근거가 없으며, 단지 그 수치를 정점으로 이 이상은 위험할 수도 있다는 가능성을 보여주는 수치일 뿐이다. 그러니까 역설적으로 설명하자면 이 수치가 25가 되든 30이 되든 간에 그 위험성의 차이는 별반 크지 않다는 것이다. 그렇다면 왜 이 수치들이 임의적으로 설정될 수 있는 것일까. 이에 대한 설명은 다음 장에서 살펴보자.

Chapter 20

때와 장소에 따라
변하는 기준들

　　　　　신체질량지수를 이용한 비만의 설정과 그렇게 설정한 비만이 건강상의 위험성을 내포하고 있다는 경고성 메시지가 오류라는 것은, 그 수치를 설정하는 과정이 임의적이기 때문이다. 먼저 이 수치는 현존 인류를 대상으로 만들어졌다. 그러니까 100년 전에 살던 사람들을 대상으로 한 수치가 아니라 현재를 사는 사람들을 대상으로 해서 만들어진 것이다. 물론 동시대 사람들을 대상으로 만들어지는 것이 당연하다고 생각할 수도 있지만, 그렇기 때문에 시대성을 갖는다. 시대성을 갖는다는 것은 수치가 변한다는 뜻이다. 수치가 변동한다는 것은 지금 비만으로 규정되는 30이라는 수치가 인간의 건강을 위협하는 절대적인 수치가 아니라 현재 인구만을 대상으로 설정된 상대적 수치라는 것이다. 그러니 시대가 변하면 이 수치도 변할 수밖에 없다. 그리고 비만으로 판정되는 30이라는 수치, 즉 체중의 위험성을 말하는 사람들이 지적하는 건강상의 위험 경계선은 이 수치 이상의 사람에게서 건강상의 위험이 급증하는 것이 아니라, 단순히 연구에 포함된 대상 인구의 상위 일정 퍼센트(약 상위 5~20퍼센트)의 위치가 30이었다는 뜻이다. 사실 신체질량지수 수치 30을 기준으로 특정 질환이 급격하게 상승하는 것은 아니며, 오히려 발병률은 일종의 연속선으로 나타난다. 그러니까 이 방식을 이해하게 되면, '비만'으로 규정된 사람들은 건강상의 위험이 크게 증가하는 것을 걱정할 필요는 없으며, 다만 자신이 전체 인구에서 차지하는 위치가 상위 약 25퍼센트에 해당한다는 것만 이해하면 된다.

이러한 방식으로 채택된 기준이라면 100년 전의 미국인과 현재의 미국인, 또 100년 후의 미국인에게 모두 다른 수준으로 설정해야 한다. 그러니까 신체질량지수가 같다고 하더라도 어느 시대에 살았는가에 따라 자신의 체중이, 그들이 말하는 '정상체중', '과체중' 또는 '비만' 중 어디에 속하는지가 다르게 판정난다는 것이다. 체중에 따른 유병률은 달라지지 않았는데도 말이다. 그리고 잘 먹어서 체중이 많이 나갈수록 건강상 더욱 위험하다고 낙인찍히게 되는 것이다.

현재의 인구를 근거로 설정되는 비만의 기준은 태생적인 문제점을 안고 있다. 체구가 큰 사람 상위 75퍼센트를 기준으로 선을 그었으니 이 방식을 그대로 유지한다면 시대가 바뀜에 따라 수치는 계속 변동되어야 할 것이다. 이는 질병에 걸릴 위험이나 생명력이 떨어지는 것과는 무관하게 단지 비만 판정의 기준만 이동시킨 꼴이다. 만약 이렇게 이동시킨 비만 기준성을 바로잡지 않는다면 우리 사회는 결국 '비만'으로 낙인찍힌 사람들만 양산할 뿐이다. 지금이 그렇다. 기준의 변동에 따라 우리 사회는 과체중과 비만으로 규정된 사람이 증가하고 있다. 이들의 유병률이나 사망률과는 관계없이 말이다.

기준이 나왔으니 말인데, 기준의 설정이 현 사회에서 병력학의 통계를 어떻게 바꾸어놓을 수 있는지를 보여주는 예가 있다. 이전의 과체중은 신체질량지수 $27kg/m^2$ 이상으로 규정되었다가 1998년 미국심장·폐·혈액연구소U. S. National Heart Lung and Blood Institute에 의해 $25kg/m^2$ 이상으로 낮게 설정되었다. 이로써 미국인의 과체중 인구수는 43퍼센트 증가했으며, 3000만 명 이상이 졸지에 과체중으로 추가 분류되고 말았다.

혈중콜레스테롤도 이와 유사한 경우이다. 혈중콜레스테롤의 위험 수준의 경우 240mg/dL(혈액 100밀리리터에 콜레스테롤이 얼마나 함유되어 있는가를 나타내는 수치) 이상이었던 것이 1998년에는 200mg/dL로 낮춰 설정되었다. 결과적으로 미국인의 고콜레스테롤혈증 인구가 86퍼센트 증가하면서 4200만 명이 위험군에 추가 영입되었다. 고혈압은 수축기 혈압/확장기 혈압의 지수 기준이 1997년 160/100mmHg(수은의 높이를 밀리미터 단위로 나타낸 혈압의 단위)에서 140/90mmHg로 바뀌었다. 고혈압 인구수는 35퍼센트 증가하고 1300만 인구가 추가적으로 고혈압 반열에 오른다. 여기에 2003년 초기고혈압prehypertension이라는 새로운 개념이 도입되어 58퍼센트의 미국인이 마치 자신이 고혈압에 걸린 것 같은 착각을 유발하도록 했다.

당뇨병도 예외는 아니다. 공복 상태에서 혈당치가 140mg/dL 이상이면 당뇨병으로 여겨졌던 것이 1997년에 미국당뇨협회American Diabetes Association와 세계보건기구 당뇨진단 및 분류전문위원회WHO Expert Committee on the Diagnosis and Classification of Diabetes Mellitus에 의해 126mg/dL 이상으로 기준이 낮게 책정되면서 당뇨병 인구는 14퍼센트 증가하며, 170만 명이 새로이 당뇨병 환자로 낙인찍히게 되었다. 게다가 초기당뇨병prediabetes이라는 새로운 개념이 도입되면서 성인의 40퍼센트가 당뇨병 환자로 의심받으며 치료의 필요성을 압박받고 있다. 참고로 초기당뇨병은 제1회 초기당뇨병국제학회First International Congress on Prediabetes에서 제안되었으며, 이 회의는 국제당뇨병연합International Diabetes Federation의 주관으로 이루어졌다. 그런데 이 국제당뇨병연합은 12개 제약회사의 지원을 받았다.

다시 신체질량지수로 돌아가자. 신체질량지수의 또 다른 맹점은 이 지표가 신장과 체중만으로 계산하는 것인 만큼 체중의 구성이 어떠한지는 상관치 않는다는 점이다. 같은 키에 같은 체중을 가진 사람을 비교해보자.

한 사람은 근육이 체중의 대부분을 차지하고, 다른 한 사람은 지방이 체중의 대부분을 차지한다고 가정한다면, 신체질량지수는 이 두 사람의 건강상의 위험률을 구분하지 않는다. 물론 인간의 체지방량이 일정 범위에서 유지되는 것이라 가정한다면 보통의 경우 극단적으로 체구성에 의해 지배되지는 않겠지만, 최소한 이러한 경우 몇몇 사람은 건강상의 위험이 전혀 없음에도 단지 근육에 의한 체중이 많이 나간다는 이유로 비만으로 규정될 수 있다는 것이다.

정부와 사회는 비만인구를 구분하기 위해 통계치를 중시할지 모르지만 개인의 입장에서는 그렇지 않다. 사람들이 단지 지표상의 한계 때문에 자신의 건강 문제를 잘못 이해한다는 것은 분명 문제가 아닐까.

지금까지 신체질량지수의 시대성을 이야기했는데 이제는 공간성에 대해 이야기해보자. $30kg/m^2$로 설정된 신체질량지수의 비만 규정은 대부분 백인종을 기준으로 만들어진 것이다. 그러니까 한국인을 포함한 황인종에게는 이 기준을 적용하기 어렵다. 일반적으로 백인종과 한국인의 신체질량지수 분포곡선은 분명히 다르며,

따라서 상위 몇 퍼센트에 기준하는 신체질량지수 수치도 달라지기 때문이다. 성인과 어린이의 차이도 언급되어야 한다. 신체질량지수에 의한 비만 규정은 어디까지나 성인의 분포곡선을 기준으로 설정된 것이므로 어린이는 확연히 다른 분포를 보이기 마련이다. 따라서 한국 사회에서 어린이에게도 신체질량지수를 적용하는 것은 모순이다. 문제는 성장기에 있는 어린이에게 비만 기준을 설정하기가 상당히 어렵다는 것이고, 더욱 큰 문제는 어린이를 대상으로 한 연구결과가 거의 없다는 것이다. 이것은 큰 문제가 아닐 수 없다.

그렇다면 신체질량지수에 의한 비만 판정의 기준이 이러한 방식으로 설정된다는 것을 비만과 관련된 전문가들은 모르고 있었을까. 그렇지 않다. 분명히 많은 비만 전문가와 의사, 학자들은 이미 이 사실을 잘 알고 있다. 그렇다면 이들은 왜 이 기준에 대한 문제점을 지적하거나, 최소한 이 기준의 적용에 한계가 있음을 강조하면서 보통사람들을 이해시키려 하지 않는 걸까.

아마도 여러 가지 이유가 있을 것이다. 먼저 보통사람들을 이해시키려면 많은 시간을 투자해야 설득이 가능할 것이고, 또 신체질량지수의 방식이 워낙 간단하다 보니 일반인들의 경각심을 고취시키는 데 효과적이라고 판단했기 때문일 것이다. 사실 과다한 체중은 외모로나 건강상의 위험이 존재하는 것으로 여겨질 수 있으니 말이다.

문제는 이러한 사실을 의도적이든 비의도적이든 감추고 있다는 사실이다. 지속적인 비만인구의 증가가 비만 전문가나 의사, 영양학자들이 설 자리를 확보해주고 더 많은 경제적 이득을 가져다주고 있기 때문일 것이다.

한번 생각해보자. 과체중이나 비만이 우리가 알고 있는 것만큼 위험한 것이 아니며 과다한 체중을 유지하면서도 충분히 건강한 삶을 유지할 수 있다고 한다면 어떻게 될까. 먼저 비만산업과 다이어트산업, 그리고 비만과 연관되어 경제적 이득을 추구하는 사람과 집단들이 지금과 같은 호황을 누리지 못할 것이다. 그러나 그냥 가만히 있어도 점점 늘어만 가는 비만인구와 그 위험성에 대한 끊이지 않는 경고 그리고 자신들을 찾는 더 많은 고객들을 생각한다면 누가 이를 거부할 것인가. 이는 윤리적인 문제이다.

Chapter 21

체지방률의 설정

인간의 비만을 평가하는 가장 흔한 방법 중 또 다른 하나는 바로 체지방률이다. 체지방률이란 체중에서 지방이 차지하는 비율이 어느 정도인지를 나타내는 수치이다. 내 몸무게가 70킬로그램인데 이중에서 7킬로그램이 지방이라고 하자. 여기에서 나의 체지방률은 체중에서 지방이 차지하는 10퍼센트이며, 만약 체중의 14킬로그램이 지방이라면 나의 체지방률은 20퍼센트가 되는 것이다. 체지방률은 인간의 체구성을 표현하는 대표적인 수치로, 이를 이용해 건강의 정도를 표현하기도 한다. 예를 들어 남자의 경우 정상적인 범위의 체지방률을 약 15~25퍼센트로, 여성의 경우는 20~30퍼센트 정도로 정하고 있다. 그리고 남녀의 경우 이 범위보다 높은 수치의 체지방률을 나타내면 바로 건강상의 위험 신호로 여겨야 하는 비만으로 판단한다.

체지방률이 우리의 건강에 어떠한 영향을 미치는지 설명하기 전에 체지방이 많거나 적다고 판단하는 근거가 어디에서 나온 것인지 알아보고 넘어가자. 과연 정상적인 범위의 체지방률은 어떻게 설정될 것일까. 답은 신체질량지수에서 설명한 바와 같다. 현재의 인구로부터 얻은 체지방률의 분포를 그린 다음, 일정한 분포의 백분위를 넘는 수치를 과다한 지방으로 판정하고 있다. 여기에서도 우리는 임의적 또는 잘못 사용하는 사례를 발견하게 된다.

우리는 현재 체지방량이 과연 어느 정도여야 정상인지 잘 모른다. 아니, 아마도 우리는 정상적인 수치의 체지방량을 영원히 밝혀낼 수 없을지도 모른다. 왜냐하면 정상적인 체지방량은 현대를 사는 우리 모두가 그럴 것이라고 막연하게 믿고 싶은 수치로, 실제 정상적인 체지방량이란 존재하지 않을 수도 있기 때문이다. 물론 우리 몸에 체지방이 전혀 없다거나 반대로 우리 체중의 70퍼센트 이상이 지방으로 이루어졌다면 이것은 분명 정상적이지 않다고 판정할 것이다. 그러나 20퍼센트와 30퍼센트 그리고 40퍼센트 사이에 과연 어떠한 차이가 존재할지는 아직 확실치 않다. 일반적으로 대부분의 사람들이 가지고 있는 체지방량이 건강과 어떠한 연관이 있는지에 대해서는 그 누구도 어떻다고 확언할 수 없다.

50년 전 보릿고개 시절을 생각해보자. 그리고 지금을 생각해보

자. 더 나아가 다시 50년 후를 상상해보자. 이 세 시대, 그러니까 100년이라는 시간을 연속선상에 놓고 그 시대들을 비교해보자. 과연 한반도의 어느 시대에 살고 있는 사람의 체지방률이 가장 높다고 생각하는가. 아마 이 질문에 답하는 거의 대부분의 사람들은 지금으로부터 50년 전이 가장 말랐고, 현재는 그때보다 살이 더 쪘을 것이며, 그리고 사회가 이 상태로 계속 이어진다면 아마도 50년 후에 사는 사람들의 체지방률은 더 올라갈 것으로 상상할 것이다. 그렇다면 과연 우리의 정상적인 체지방률은 어찌 되어야 하는가. 당연히 사회의 변화, 식생활의 변화, 그리고 영양 공급의 변화에 따라 달라질 것이다.

우리는 정상적인 체지방량과 평균적인 체지방량에 대한 구분을 분명히 해야 한다. 우리가 정상이라고 정하고 있는 체지방률은 사실 평균체지방률이라고 해야 정확하다. 다시 말해 현대를 살아가는 사람들의 평균치를 근거로 체지방률이 이러이러해야 한다고 표현하는 것이다. 정상과 평균은 분명히 다르다. 정상은 그래야 한다는 당위성을 갖지만 평균은 그 자체의 분포가 어떻게 되어 있는가를 의미한다. 인체의 생물학적인 측면에서 많은 것은 정상값을 가지고 있다. 예를 들어 혈액 속의 단백질 수치라든가 당 수치, 적혈구 수치 등은 일정한 수준을 유지해야만 한다. 그렇지 않으면 인간은 생명체로 살아가기 힘들다. 이때 우리는 정상값이라는 단어를 사용할 수 있다. 그 수치가 아니면 안 되니까 말이다. 그러나 체지방률은 다르다. 그 수치가 아니면 안 되는 당위성을 가진 범위가 아니라 현 시대를 살아가는 우리의 평균치인 것이다. 그러니까 우리가 표현하는 '정상 범위를 벗어난 수치'는 존재하지 않으며, 단지 '평균적 분포곡선에서 바깥쪽으로 치우친' 상태만을 의미하는 것이다. 그러므로 우리는 이를 보고 비정상이라고 말할 수 없으며, 단지 평균에서 멀리 떨어져 있다고만 할 수 있다. 이와 같은 맥락에서 '기준적' 또는 '이상적'인 체지방률도 있을 수 없다.

시대성을 갖는 것과 마찬가지로 체지방률은 인종에 민감하다. 황인종, 흑인종, 백인종이 서로 다른 체지방량을 유지하고 있다. 똑같은 갈이 반복되지만 우리가 알고 있는 체지방률에 대한 자료는 모두 백인종을 근거로 한 것이다. 일본의 경우 일부 황인종에 대한 연구를 진행해 황인종에 적합한 체지방률을 이해하려는 노력이 적지 않았지만 국제적으로 통용되기보다는 자료로 남아 있는 수준에 불과하며, 대부분의 경우 백인종을 근거로 한 자료에 따라 정상 체지방률이 제시되고 있다. 당연히 우리에게 적용하기에는 한계가 따른다.

Chapter 22

체지방은 어떻게 측정되는가

　　　　　　체지방률 측정방법에 대해 알고 넘어가자. 체지방률에 관심 있는 사람이라면, 아니 그렇지 않더라도 피트니스센터나 병원을 방문했던 사람이라면 누구나 한 번쯤 경험했을 법한 체지방률 측정방법에 대해 언급하고자 한다.

　체지방률을 측정하는 데 가장 기준이 되는 방법은 수중체지방 측정법이다. 글자 그대로 물속에서 체중을 재고 그 수치를 아르키메데스 법칙에 의해 환산하는 것이다. 간단히 설명하자면 이렇다. 우리의 몸을 구성하고 있는 뼈와 근육은 물보다 밀도가 높아 물속에서 가라앉으나, 지방은 물보다 밀도가 낮아 물에 뜬다. 이 원리를 우리 인체에 적용하는 것이다. 즉 지방이 많은 사람일수록 물에 잘 뜨며, 지방이 적은 사람일수록 물에 바로 가라앉는다. 아르키메

데스의 법칙은 물속에 들어간 물체의 무게는 그 물체의 브피에 해당하는 만큼의 물의 무게를 제외한 무게를 가지게 된다고 설명한다. 이 원리를 적용해 사람을 물속에 집어넣은 후 그 무게를 재고 또 물 밖에서도 이 사람의 체중을 잰 다음 두 수치를 이용해 지방량을 환산하게 된다. 인간의 체지방량을 알고자 개발된 첫 번째 방법이지만 과학자들에게 알려진 그 어떤 방법보다 가장 정확한 체지방 측정방법이다. 그래서 새롭게 개발된 모든 방법들은 그 방법으로 측정한 인간의 체지방량이 정확한지 확인하기 위해 수중체지방 측정법과 비교해 그 정확도와 신뢰도를 판정한다. 시간으로 하면 그리니치 천문대와 같은 역할을 하는, 말하자면 골드 스탠더드인 셈이다.

또 다른 방법으로는 어떤 것이 있을까. 최근 학계에서 많이 사용하는 방법은, 많이 사용한다는 것은 그나마 그 측정의 신뢰성을 인정받는다는 의미일 것이다. 바로 덱사Dual energy X-ray absorptiometry: DEXA이다. 수중체지방 측정법에 버금가는 정확도를 인정받는 방법이나, 이 측정법은 2가지의 큰 문제가 따른다. 하나는 장비의 가격이 수천만 원에 달하는 고가라는 것이며, 다른 하나는 이 장비가 알려주는 수치가 알고 보면 장비 속에 내장된 알고리즘 또는 공식에 근거한다는 것이다. 알고리즘이란 무엇인가. 바로 전기적 또는 물리적으로 얻어진 자료를 우리가 원하는 수치로 변환시켜주는 공식이다. 그렇다면 그 공식은 어떻게 만들어지는 걸까. 그 공식은 사람을 대상으로 만들어져야 하며, 그렇게 제작된 공식 또한 결국 수중체지방 측정법을 통해 얻어진 데이터와 비교해 신뢰도가 확보된 후에 사용한다는 것이다.

좀 더 비하인드 스토리로 들어가자면, 이 공식을 만들 때 어떠한 사람들을 대상으로 하느냐에 따라 결국 알고리즘이 달라진다. 여기에서 우리는 수중체지방 측정법의 정확성에 다시 한 번 감탄하게 된다. 수중체지방 측정법에 의해 측정된 수치는 어린이나 어른, 남자, 여자, 심지어 다리 한쪽이 없는 장애인까지도 모두 정확한 측정이 가능하다. 그러나 알고리즘을 사용하는 덱사는 그 공식이 만들어지는 과정에서 이용된 사람이 대학생 나이의 남자인지, 노인인지, 또 노인 중에서도 몸이 약해 거의 집에만 틀어박혀 있는 노인인지, 활동적인 노인인지 구별하지 못한다. 그러니까 극단적으로 설명하자면 집에만 있는 병약한 노인에게 건강한 청년에게서 얻어진 공식을 적용하는 경우도 생길 수 있다는 것이다.

이보다 더 일상적으로 사용되는 측정법이 있는데, 바로 생체전기저항 bioelectric impedance 측정법이라는 것이다. 현대인의 체지방을 측정하는 데 가장 많이 사용되는 방법으로 알려져 있지만 학계에서는 인정하지 않는 방법이다. 정확한 체지방 측정이 필요한 연구에서는 이 방법으로 측정한 수치를 인정하지 않는다는 뜻이다. 그 이유는 이 방식으로 측정된 체지방률이 정확하지 않기 때문이다. 그럼에도 현재 일반인들을 대상으로 가장 많이 사용되는 이유는 간단하다. 먼저 이 장비도 비싼 것은 수천만 원대이지만 상대적으로는 가격이 저렴하고 측정 시간이 매우 짧다는 것이다. 측정에 소요되는 시간이 채 1분을 넘기지 않는다. 그리고 마지막으로 프린터를 통해 나오는 환상적인 결과지가 사람들의 감탄을 자아내기에 충분하기 때문이다.

그렇다면 이는 어떠한 원리인가. 간단하다. 우리의 지방에는 물이 존재하지 않으며(엄밀히 말하면 그렇지 않지만 거의 수분이 존재하지 않는다) 근육과 다른 조직에는 수분이 존재한다. 만약 우리 몸의 한 부위를 통해 미세한 전류를 흘리게 되면 다른 부위에서 이 전류가 감지된다. 이때 이 사람이 가진 지방량에 따라 다른 쪽으로 나오는 전류의 양과 힘이 달라진다. 지방에는 수분이 없기 때문에 전류가 통하는 더 저항으로 작용하고, 근육은 많은 수분 덕분에 전류가 잘 흐르기 때문이다. 이를 공학적으로 조절해 인체에 얼마만큼의 수분이 존재하는지 알아내고 이를 통해 지방량을 추정하는 것이다. 그렇다면 이 방법은 얼마나 정확할까. 아마도 인간의 체지방을 측정하는 방법 중에서 가장 신뢰도가 낮을 것이다. 그리고 이 장비 또한 알고리즘을 이용해야 하는데, 덱사와 마찬가지로 어떤 알고리즘을 이용하는가에 따라 결과가 달라진다.

그렇다면 왜 우리는 수중체지방 측정법을 통해 정확한 체지방을 측정하지 않는 것일까. 답은 간단하다. 일단 수중체지방 측정법을 사용하려면 상당한 수준의 테크닉이 있어야 하며, 이 방법을 터득하고 완벽하게 익히는 데 상당한 시간이 걸리기 때문이다. 그리고 물속에서 체중을 재려면 검사 대상자가 물속에 들어가 숨을 참아야 하는데 이 또한 만만치 않다. 그리고 가장 결정적인 이유는 체지방이 얼마나 되는가가 과연 어떤 중요성이 있는지 아무도 신경 쓰지 않는다는 것이다.

사실 덱사나 생체전기저항측정법을 이용하여 체지방률을 측정하고 그 수치를 받아들인들 아무런 의미가 없다. 그러다 보니 이것이 정확한지 그렇지 않은지는 더더욱 신경 쓸 일이 아니다. 다만 결과가 바르지 않게 나올 수 있는 이 장비들 때문에 비만이라는 잘못된 판정을 받은 사람이 겪어야 할 정신적인 충격만이 우리가 상관해야 할 일이다. 믿을 수 없는 방법을 통해 얻어진 수치와 이 수치를 대조하는 정상값이라는 잘못된 기준, 그리고 이를 그대로 설명하는 의사, 이를 철석같이 믿어버리는 환자. 과연 어느 쪽이 잘못된 것일까.

Chapter 23

체지방에 대한 잘못된 해석

지금부터는 우리가 당면하고 있는 체지방에 대한 2가지 큰 문제를 소개하고자 한다. 하나는 정상적인 체지방량에 맞추는 것이 건강에 이르는 길이라는 잘못된 인식의 문제이고, 다른 하나는 학교 현장에서의 체지방량 측정법에 대한 문제이다. 이것은 매우 중요한 문제이며 우리가 꼭 개선해야 할 문제이기도 하다.

먼저 우리가 알아야 할 것은 정상적이라는 체지방량과 건강한 사람의 체지방량의 근거는 바로 운동선수를 대상으로 실시한 연구 결과에 기초한다는 것이다. 축구선수의 체지방, 육상선수의 체지방, 그리고 조정선수의 체지방량은 약 10~15퍼센트 수준에 불과하다. 이들이 이러한 체지방량을 유지할 수 있는 것은 수년간의 피나는 훈련과 적정한 식이요법의 결과이며, 특히나 종목에 따라서는 특정한 체구성이 형성되기 때문이다. 다시 말해 이들이 이러한 체구성을 가지게 된 것은 그렇게 만들고자 해서 만들어진 것이 아니라 정상급 선수가 되기 위해 실시한 다양한 훈련과 생활, 영양섭취, 그리고 특정한 근육을 사용하는 과정에서 자연스럽게 만들어진 것이다.

이들은 정상급 선수가 되기 위해 일부러 이런 체구성을 갖추지는 않았지만 선수생활의 결과에 의해 이러한 체구성을 얻게 된 것이다. 즉 이들의 체구성은 모두가 훈련의 귀결이라는 말이다.

그런데 선수들의 이러한 체구성이 종종 잘못 해석되기도 한다. 마치 수준급의 선수가 되길 원하거나 자신이 그와 동등한 경기력을 얻기 위해서는 그런 수준의 체구성을 가져야 되는 것처럼 잘못 인식하는 것이다. 그래서 훈련을 통해 자연스럽게 얻어진 결과물이라는 생각 이전에 우수한 선수가 되기 위해서는 그러한 수준의 체구성에 도달해야 한다고 믿는 것이다. 이는 마치 수단과 결과가 뒤바뀐 것이나 마찬가지다.

하다 보니 그렇게 된 것과 그렇게 되기 위해 노력하는 것은 분명히 다르다. 그런데 이러한 인식이 일반인에게도 팽배해 있다. 건강하기 위해서는 이러한 수준의 체구성을 유지해야 한다는 인식 말이다. 그래서 운동선수도 아니면서 운동선수 수준의 체구성을 유지하고픈 욕망을 갖곤 한다. 많은 사람들, 심지어 의사들까지도 자신이 알고 있는 정상적인 체구성 수준이 되어야 건강할 수 있다는 믿음은 불행히도 이런 운동선수나 건강한 젊은 남녀를 대상으로 연구한 결과의 수치다. 우리가 생각하는 정상적인 수준의 체구성이라고 여기는 수치가 바로 이 운동선수들로부터 나온 것임을 알지 못하고 있는 것이다.

두 번째 문제는 어린 초·중·고 학생들에게 적용하는 체구성 문제이다. 아이들이 점점 더 살이 찌고 있다고 아우성을 치는 교육자나 아이들의 건강을 염려하는 사람들이 아이들의 체격을 평가해야 한다고 주장하면서 들고 나온 방식이 바르 체지방량 측정법이며, 이 측정을 위한 방법이 생체전기저항 측정법이라는 것이다.

이미 설명했지만 생체전기저항 측정법은 가장 정확도가 떨어지는 방법이다. 간단하고 편리한 방법이라는 면에서는 좋을지 모르겠으나 정확하고 신뢰할 만하며 장기적인 데이터 축적법으로는 가장 마지막에 선택해야 할 방식이다. 데이터를 축적한다는 것은 나중에라도 그 데이터를 사용할 수 있는 것이어야 한다. 현재 수집된 데이터가 나중에라도 혼합, 비교, 분석에 사용될 수 있어야 하며 축적의 가치를 지니고 있어야 한다.

만약 생체전기저항방식으로 데이터가 수집된다면 이러한 축적의 기능은 포기해야 한다. 나중에 사용되지 못할 데이터를 수집하는 것이 무슨 의미가 있을까. 설명했듯이 생체전기저항방식으로 얻어진 체구성 자료는 그 장비 자체가 알고리즘에 의해 배출되는 자료이며, 이 알고리즘은 어떤 것을 사용하는가에 따라 결과가 달라진다. 그리고 그 알고리즘이라는 것이 어쨌든 우리를 대표하는 것도 아니며 절대적으로 옳은 가치를 지니지도 않는다.

　이러한 문제를 방지하고 축적의 가치를 지닌 데이터를 수집하기 위해서는 전통적인 데이터를 보유해야 한다. 간단히 설명하자면 체중, 신장, 신체부위 둘레 및 길이, 그리고 피하지방 두께가 축적자료로서의 가치를 지닌다. 만약 체지방량을 중시한다면 이 간단한 측정값들을 이용해서 그때그때 필요한 체구성을 환산할 수도 있다. 한번 생각해보자. 원초적인 자료를 가지고 오늘이나 내일 그리고 앞으로 수십 년 후에도 사용될 수 있는 자료를 모을 것인가, 아니면 컬러풀한 데이터를 얻고 그 자료가 더 이상 후대에 사용되지 못하는 그런 자료를 모을 것인가. 답은 간단하다.

　오히려 학교 현장에서의 체구성에 대한 정보 전달과 교육은 기초적인 데이터를 활용해 정확하고 타당하게 체구성을 계산하고, 나중에 이를 다시 사용할 수 있도록 현장의 교육자들을 지도하고 이끄는 일이다. 기초적인 신체 측정은 많은 돈을 들일 필요도 없고, 언제까지나 누구나 그 자료를 사용할 수 있다는 장점이 있다. 또한 교육 현장에서 얻은 데이터는 국가가 나서서 그 자료를 정리하고 보관할 필요가 있다. 자칫 원시적인 방법으로 보일 수 있겠으나 결국에는 기초적인 자료가 가장 신뢰성 있는 자료로 인정받는 것이다.

Chapter 24

체구성은 어떻게
해석되어야 하는가

현재 이용하고 있는 비만지표들, 그러니까 신체질량지수나 체지방률, 또는 체구성에 대한 다양한 기준들을 이용하는 것이 정확하지 않다면 우리는 과연 어떠한 방식으로 우리의 신체 조성이나 건강 상태를 추정할 수 있을까. 만약 이러한 방식들이 시대성을 반영하는 절대적인 기준이 아니라면, 그리고 수중체지방 측정법을 제외한 그 어떤 방법도 한국인에게 적합한 것이 아닌 백인의 공식을 이용하는 것이라면 우리는 과연 이 문제를 어떻게 해결해야 할까. 언뜻 보기에 어렵게 여겨질 수도 있지만 사실 간단하다. 이는 어떤 방법을 사용할 것인가의 문제가 아니라 어떻게 해석하는가의 문제이다. 그리고 이러한 해석방법을 우리 모두가 동의하는가에 대한 문제다. 즉 우리의 체구성과 건강 상태를 그나마 간접적으로 추정할 수 있는 방법은 간단하며, 이를 우리 모두 납득하는 것이 선결 과제라는 뜻이다.

우리는 2가지 사항에 중점을 두어야 한다. 하나는 지속적으로 우리 개인의, 우리 집단의 인체 변화 양상을 관찰해야 한다는 것이며, 다른 하나는 이 변화하는 자료를 지속적으로 축적해야 한다는 것이다.

먼저 개인 또는 집단의 변화 양상을 관찰해야 하는 이유를 알아보자. 이미 설명했듯이 사람은 각자 서로 다른 유전인자를 가지고 태어났으며, 살아가는 과정에서 후천적인 영향에 의해 다른 사람과는 다른 인체를 유지하게 된다. 필자가 사람들을 이해시키기 위해 자주 인용하는 우리나라 속담 가운데 하나가 바로 '콩 심은 데 콩 나고 팥 심은 데 팥 난다'이다. 콩을 심었는데 팥이 나고, 팥을 심었는데 콩이 날 수 없는 것이 지당하다. 그렇다면 이를 사람에 적용해보면 어떨까-

사람은 자신이 누구로부터 태어났는지가 중요하다. 어머니와 아버지의 유전자가 어떠한가에 따라 내가 결정되기 때문이다. 특히 육체적인 측면에서는 더욱 그러하다. 마치 부모의 얼굴을 닮아 태어나는 것처럼, 보이지는 않지만 우리의 건강 상태도 부모님과 거의 유사한 수준에서 물려받게 된다. 부모가 마른 형의 체구를 유지한다면 자식들도 이와 유사하게 마른 체구를 유지하는 것이 일반적이다. 반대로 부모가 살찐 형의 체구라면 자식들도 이를 피해 가기 어렵다. 집안의 어르신들이 고혈압이나 뇌졸중 또는 심장병과 같은 심혈관질환으로 돌아가신 경우가 많다면 본인도 이를 피하기 어렵다는 말이다.

위의 내용을 정리하자면, 모든 사람이 서로 다른 유전자를 가지고 태어난다는 것이다. 그래서 동일한 기준으로 다른 사람과 자신의 건강을 비교할 수 없다. 여기서 서로 비교의 대상이 되지 않는다면, 어떻게 자신의 건강 상태를 간접적으로나마 평가할 수 있을까. 답은 바로 자신의 변화 과정이다. 자신의 변화 과정이란 지난 며칠 동안, 지난 몇 주 동안 또는 지난 몇 년 동안 내가 어떻게 변해왔는가 하는 것이다. 무엇보다 이를 지속적으로 관찰하고 이해하는 것이 중요하다.

한 번의 측정으로, 하나의 수치를 가지고 이를 평균과 대조해 자신의 건강 상태를 평가하는 것은 금물이다. 예를 들어보자. 현재의 체형은 말랐지만 뚱뚱한 사람이 많은 집안 내력을 가진 사람이 있다. 이 사람은 부모 형제의 체형을 그대로 닮았으며, 그래서 보통사람들에 비해 살이 많았다. 그래서 평균 이상의 체중을 나타내며, 이 체중을 지난 몇 년간 유지하고 있었다. 만약 이 사람이 병원에서 체중을 잰 후 과체중이라는 의사의 말을 듣고 체중을 줄였다고 해보자. 평균체중에 이르기 위해 평소 하지 않던 운동도 하고 음식량도 줄였다고 치자. 그래서 결국 평균체중 내로 진입했다고 치자. 과연 이 사람이 자기가 원래 유지하던 체중을 버리고 평균 범위 안으로 들어왔다고 해서 더 건강한 삶을 살 것인가. 답은 아니다. 오히려 이 사람은 자신이 유지하던 체구를 버리고 자신에게 맞지 않는 체중을 유지하기 위해 무리한 운동과 다이어트를 했을 것이며, 어쩌면 더 큰 건강상의 문제를 유발했을 수도 있을 것이다.

문제는 체중과 체구성을 한 번의 측정과 하나의 측정수치로 자신의 건강 상태를 추정한다는 데에 있다. 지난 한동안 자신의 체구와 체중 그리고 신체 구성이 어떻게 유지되었는가가 더 중요한 것이다. 그러니까 한 번의 측정수치를 평균에 대입해 내가 그 평균 영역에 존재하는지를 평가하는 것은 우매한 짓이며, 대신 충분한 시간을 두고 내 몸의 변화가 어떻게 진행되어왔으며 최근에 급작스러운 변화는 없었는지 알아채는 것이 더 중요하다는 뜻이다. 이러한 측면에서 볼 때 수많은 사람들의 평균값은 아무런 의미가 없다. 저마다 자신만의 독특한 유전자를 가지고 있으며, 고유의 식사 방식과 움직임 방식이 있는데 왜 자신과 다른 사람들의 평균값을 따라야 하는가 말이다. 중요한 것은 나의 체중을 지속적으로 측정하고 관찰하는 것이다. 좀 더 건강에 관심이 있는 사람이라면 자신의 허리둘레, 피하지방 두께를 측정하고 이를 기록해야 한다.

이는 가정에서도 간단히 할 수 있는 일이다. 다시 말하지만 인간에게 가장 간단하면서도 가장 정확하고, 장기적으로 가장 유효한 데이터는 체중이다. 체중은 어디에서나 측정 가능하고 측정 도구도 저렴하며, 숫자를 읽을 수 있는 사람이라면 누구나 몇 초 만에 자신의 체중을 알 수 있다. 체중의 변화는 인간의 현재 상태를 가장 잘 반영하는 척도이다. 이는 인종 불문에 시대에 따라 변하지도 않는다. 너무도 간단히 알 수 있는 건강의 척도라는 점에서 우리는 쉽게 그 중요성을 간과하지만, 사실 가장 최첨단 정보로 사용될 수 있는 것이다. 이는 그 어떤 현대의 테크놀로지로도 우위를 점할 수 없는 확고한 위치를 확보하고 있다. 우리가 알 수 있는 가장 정확한 건강의 척도는 바로 체중의 변화이다.

    이러한 과정을 거친다면 두 번째 중점사항이 자연스럽게 해결된다. 바로 자신의 체구와 체형에 대한 자료의 축적이다. 이는 개인적인 자료로서의 중요성도 있지만 집단적인 자료로도 중요하다. 이는 학교나 직장, 또는 가정에서 이루어질 수 있으며, 어느 병원에 가든지 한 번의 측정에 의해 의사의 판정을 기다리는 우매함보다는 이 자료를 가지고 내 자신이 지난 한동안 어떠한 과정을 거쳤는지 증명하는 것이 다른 사람을 이해시키는 가장 좋은 방법이다. 예를 들어 병원에서 측정한 체중이 평균을 상회하며, 그래서 과체중이라는 판정이 났다고 하자. 이때 자신의 지난 몇 년 동안의 체중을 보여줄 수 있을 것이다. 그리고 지난 몇 년 동안 건강상 큰 문제없이 잘 지내왔다고 증명할 수 있을 것이다. 이것이 자신의 건강을 유지하고 지속시키는 중요한 방법으로 이용되어야 한다. 그래서 자신의 체중과 관련한 건강정보를 관리하고 소유하는 것이 중요하다. 현재의 수치가 아닌 지나온 과정에 대한 평가가 중요하다는 것이다.

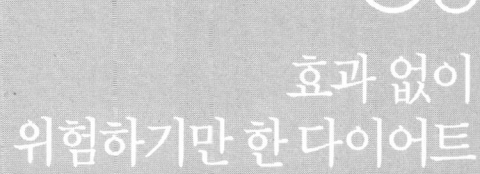

05
효과 없이
위험하기만 한 다이어트

Chapter 25

불가능에 가까운 다이어트와 체중감소

다이어트는 우리 사회에 깊숙하게 뿌리 내리고 있다. 특히 우리나라에서는 더욱 그러하다. 다른 나라와 우리나라 사람의 체중을 비교해보자. 영국 연구진에 의해 발표된 논문인데 전 세계 22개국의 남녀 대학생을 대상으로 조사한 결과이다[25-1]. 이 연구에서 수집한 자료의 내용은 주로 각 나라 대학생들의 체중, 신장, 체중에 대한 인식 그리고 체중을 감량하려는 시도 등이었다. 그런데 결과가 자못 흥미롭다. 전 세계 공통으로 여성들이 남성들에 비해 현재 자신의 체중이 과체중이라고 느끼고 있었으며, 이는 실제 체중이 많이 나갈수록 더욱 강하게 느끼는 것으로 나타났다. 자신의 체중을 왜곡되게 느끼고 있는 것이다.

그런데 이 표본에서 한국 여대생은 22개 국가 중 신체질량지수가 가장 낮았다. 신체질량지수에 근거하면 가장 마른 체형이란 뜻이다. 한국 남자 대학생들도 태국 다음으로 낮은 신체질량지수를 나타냈다. 그럼에도 한국 여대생의 경우 체중을 줄이려는 시도를 해본 사람이 전체의 77퍼센트로 비교 대상 22개국에서 가장 높은 수치를 나타냈다. 가장 말랐음에도 다이어트를 해본 경험이 4명 중 3명 이상이었던 것이다.

다이어트란 체중을 줄이기 위한 목적으로 실행하는 일종의 식이제한방법이며, 체중을 줄이기 위해 사용되는 가장 보편적인 방법이다. 재미있는 현상은 체중감소의 욕구가 증가하고 다이어트를 시도하는 인구가 날로 늘어가는데도 사람들의 체중은 거꾸로 증가하고 있다는 사실이다. 어디에서 우리의 이해가 어긋난 것인지, 아니면 우리가 뭔가 잘못 이해하고 있는 것인지 궁금하다.

정확한 원인이 어디에 있고 무엇 때문에 이렇게 서로 다른 방향의 통계수치가 발생하는지 확실하지 않지만 학자들은 크게 서로 연관성 있는 3가지 이유를 든다. 사람들이 덜 움직인다는 것, 지방질의 음식을 더 먹는다는 것, 그리고 역설적이게도 다이어트 때문이란다. 다이어트는 왜 이런 불명예를 얻게 되었을까. 과학적인 설명도 다이어트에 대한 의혹을 짙게 제기한다.

먼저 도발적인 질문부터 던져보자.

"다이어트가 정말 체중을 줄여준다고 생각하십니까?"

정말 도발적인 질문이다. 다이어트가 사람들의 체중을 줄여주지 못한다는 말인가? 더 이상한 질문을 해보자.

"만약 다이어트가 사람들의 체중을 오히려 증가시킨다면 믿으시겠어요?"

이 두 질문을 받는다면 사람들은 한동안 의아해할 것이다. 무슨 답을 원하는지 분명히 몇 초 동안은 헷갈려 할 것이다.

다이어트는 사람들이 알고 있는 것과는 달리 사람들의 체중을 줄이는 데 공헌하지 못한다. 간혹 다이어트에 성공한 유명 연예인이나 극단적인 방법으로 비만에서 탈출한 이름 모를 사람들이 언론의 조명을 받으며 다이어트 성공담을 들려주기도 하지만 이는 상당히 소수 사례에 불과하다. 사람들이 체중감소와 다이어트에 관심을 가지고 있는 마당에 이러한 성공 사례는 우리의 부러움을 사기도 하고 똑같은 경험을 하고 싶다는 마음에 그 기사들이 우리를 더욱더 다이어트 신봉자로 만들기도 한다. 조금 정신을 가다듬고 생각해보면 우리는 다이어트에 성공한 연예인이 다시 원래 체중으로 돌아오는 것에 대한 관심은 상대적으로 덜하다는 것을 알 수 있다. 또 거꾸로 생각해보자. 다이어트에 성공한 사례가 많겠는가, 아니면 실패한 사례가 많겠는가. 실패한 사례는 기사로 다루지 않을 뿐이다.

여기에서 다이어트의 2가지 이면을 보여주고자 한다. 하나는 왜 그리고 다이어트에 성공하기 힘든지, 그리고 다른 하나는 왜 다이어트가 사람들을 다시 살찌게 하는지 말이다. 더욱 무서운 사실은 다이어트가 체중을 줄여줄 수는 있지만 결국 원래의 체중보다 더 늘어날 수 있다는 것과 함께 이러한 경우 질병에 걸릴 위험과 사망률이 높아진다는 사실이다.

먼저 다이어트 성공의 어려움에 대해 이야기하겠다. 가상의 인물을 등장시켜 먼저 수학적인 계산으로 살펴보자. 수를 따라가기 귀찮은 사람은 다음 단락으로 넘어가도 상관없다. 대신 결론만 알고 넘어가기 바란다.

여기 체중이 90킬로그램인 사람이 있다. 이 사람은 체중을 줄이고 싶어 한다. 그런데 운동량은 고정시키고 단지 먹는 것만 줄여서 체중을 줄이는 다이어트를 시작하고자 한다. 어떻게 해야 할까. 다이어트를 시작하기 전에 먼저 알아야 할 것은 이 사람이 90킬로그램을 유지하는 데 필요한 최소한의 하루 에너지 열량이다. 이것을 알아야 이 사람에게 필요한 하루 에너지 열량에서 우리가 원하는 만큼의 열량을 덜 먹어가면서 체중을 줄일 수 있기 때문이다. 이 사람은 90킬로그램의 몸을 유지하려면 체중 1킬로그램당 24킬로칼로리가 필요하니까 (과학적으로 추정된 체중당 최소한의 필요 열량) 하루에 최소한 2160킬로칼로리의 음식을 섭취해야 한다. 만약 이 사람이 2160킬로칼로리보다 더 먹으면 체중은 증가할 것이고 거꾸로 2160킬로칼로리보다 적게 먹으면 체중은 감소할 것이다(논리적으로는). 자, 그럼 체중을 줄이기 위해 적게 먹어보자. 얼마나 적게 먹을 것인가. 먹는 것의 3분의 1을 줄여볼까? 매일 먹는 양의 3분의 2만 먹는다 치자. 평소에 먹는 것의 3분의 1만 줄인다면 720킬로칼로리를 덜 먹어야 하고, 하루에 먹는 양은 1440킬로칼로리에 그치게 된다. 자, 그럼 덜 먹은 720킬로칼로리만큼 체중이 빠지게 될 것이다. 이것을 일주일로 계산하면 5040킬로칼로리를 덜 먹는 셈이다. 그럼 일주일에 덜 먹는 5040킬로칼로리는 도대체 어느 정도의 체중에 해당할까. 지방 1그램이 9킬로칼로리이니까 5040킬로칼로리는 지방 560그램의 무게와 같다. 만약 이 사람이 90킬로그램에서 10킬로그램을 줄여 80킬로그램의 체중을 원한다면, 그리고 이를 지방으로만 계산하면 $10,000 \div 560 = 17.9$가 된다. 이것을 주 단위로 계산하면 18주, 즉 4개월 반이 걸린다.

다시 간단히 정리해보자. 체중이 90킬로그램인 사람이 다이어트를 통해 지방 10킬로그램을 줄여 80킬로그램을 유지하려고 한다. 그렇다면 이 사람은 자신이 평소에 먹던 음식량의 3분의 1을 줄여야 하며, 이를 4개월 반 동안 지속해야 한다. 믿어지는가. 계산상으로는 10킬로그램을 줄이기 위해 4개월이 넘도록 자신의 하루 음식 섭취량에서 밥 한 끼 분을 덜 먹어야 한다는 사실을 말이다. 물론 여기에 운동을 더 하거나, 아니면 동시에 여기에서 예로 든 절식 이상의 열량을 제한하게 되면 체중감량은 더 가속화될 것이다. 그러나 실제로 자신의 보통 음식 섭취량에서 30퍼센트 이상을 제한하는 것은 건강상의 위험을 유발할 수 있으므로 권장하지 않는 방법이다. 따라서 이는 현실적으로 어렵다. 게다가 운동을 통해서 더 많은 열량을 소모한다고 하면 그에 따른 음식에 대한 간절한 욕구가 가중되어 이 또한 어렵다. 보통의 경우에 다이어트를 권장해서 체중을 감량시키는 데 소요되는 기간을 최소한 4~6개월로 잡는 이유도 바로 여기에 있다. 이처럼 체중감량은 시간을 요구하는 지루한 작업이기에 많은 사람들이 체중조절에 실패하거나 이를 짧은 시간에 해결하려는 욕구로 그 결과를 보지 못하는 것이다.

앞서 보여준 칼로리 제한과 체중감량의 예는 이론적인 계산이다. 실제로 칼로리 제한은 지방만의 손실을 가져오지 않는다. 오히려 칼로리 제한은 지방이 빠지기 이전에 근육에 포함된 글리코겐이 먼저 손실되도록 유도한다. 앞서 하루에 한 끼를 덜 먹는다고 했는데 만약 하루에 한 끼를 덜 먹는다면 우리는 지방이 빠지는 것보다 근육이 빠지는 것을 먼저 목격하게 될 것이다. 우리가 바라는 것은 결코 근육의 손실이 아니다. 빠지라는 지방은 빠지지 않고 근육이 빠지면 되겠는가.

보통의 경우 다이어트의 초기 단계에서는 체중이 급격히 감소하는 것을 볼 수 있다. 일주일 만에 4~6킬로그램을 빼는 것도 쉬워 보인다. 그렇다면 위에서 제시한 계산이 틀렸다는 말인가? 그렇지 않다. 다이어트의 초기 단계에서 체중이 급격히 감소하는 이유는 따로 있다. 만약 다이어트를 통해 매일 우리 몸속으로 들어가던 칼로리가 갑자기 줄어들면 우리 몸은 바로 이를 감지한다. 평소에 안정적으로 공급되던 연료가 갑자기 줄어들었으니 우리 몸이 모를 리 없다. 우리 몸으로 들어오는 에너지의 양이 줄면 우리 몸은 자동적으로, 그리고 급한 대로 저장된 에너지를 꺼내 쓰게 된다. 갑자기 돈 쓸 데가 생겼는데 수입이 없으니 급한 대로 급전을 빌려 쓰는 것과 마찬가지 원리다. 이 급전이 바로 근육 속의 탄수화물, 즉 글리코겐이다.

불행하게도 우리가 원하는 바와 같이 빠지라는 지방은 안 빠지고 애꿎은 근육 속의 탄수화물만 빠져나가는 것이다. 그런데 탄수화물은 부피에 비해 지방보다 무겁고, 탄수화물의 한 분자는 물 여섯 분자를 함유하고 있다. 그러니 다이어트 초기에 탄수화물이 빠진다는 것은 몸에서 물도 함께 빠져나가는 것이므로 급격한 체중 감소를 가져오게 된다. 다이어트를 하는 사람들이 초기에 한동안 신나 하는 이유가 바로 여기에 있다. 크게 육체적 고통이 따르지 않으면서도 체중감량의 정도가 커 보이기 때문이다. 그러나 이것은 잠시뿐이다. 계속적인 체중의 감소는 이제 견디기 힘들 정도로 어려운 국면에 돌입한다.

약 일주일간의 에너지 섭취 제한은 그나마 우리 몸으로 하여금 저장되어 있던 탄수화물을 사용할 수 있게끔 한다. 그런데 저장된 탄수화물을 사용하는 것도 한계에 부딪친다. 더 이상 급전을 융통하기 어려워지는 셈이다. 일단 저장고의 탄수화물이 천천히 고갈되면 우리 몸은 다른 방식을 통해 모자란 에너지 결핍을 보상하려 작동한다. 예를 들어 먹을 것에 대해 신경이 날카로워지고, 냄새에 민감해지며, 먹는 것에 대한 강한 욕구가 발동한다.

이는 첫 일주일 동안의 욕구와 유혹에 대한 강렬함과는 사뭇 다르다. 동시에 우리 몸은 몸으로 들어오는 에너지를 가능하면 모두 활용하려고 노력한다. 그리고 그 사용 또한 꼭 필요한 곳에만 사용되도록 제한하게 된다. 돈이 없으면 긴축 정책을 쓰는 수밖에. 그래서 평소에는 모든 열량을 활용하지 않던 몸도 일단 몸에 들어오는 열량이라면 모두 효율적으로 활용하려는 작전을 개시한다.

어떻게 될까. 우리 몸은 다이어트 중에 그나마 먹는 음식에 포함된 열량을 알뜰하게 도려낸다. 적게 먹기는 하지만 그 먹은 음식을 완전히 활용하는 것이다. 그래서 비록 양으로는 적게 먹지만 우리 몸은 이를 모두 사용해서 가능한 체중의 감소를 막는다. 우리 몸은 축적된 지방을 소비하는 동시에 몸속에 들어온 수분을 이용하여 가능하면 소비되었던 탄수화물을 복구하려 든다. 지방은 탄수화물보다 가벼우며 탄수화물은 합성과 함께 물을 함유하게 된다.

그래서 점점 더 체중의 감소폭은 줄어들게 되고 심지어 감소의 경향이 전혀 보이지 않게 된다. 사람들은 그제야 느낀다. 다이어트가 결코 쉬운 일이 아니라는 것을.

Chapter 26

결국 체중을 더 늘리는 다이어트

그런데 이러한 다이어트의 어려움은 여기에서 그치지 않는다. 더욱 놀라운 사실은 다이어트 경험이 있는 사람의 경우 다시 원래의 체중으로 복구되거나 심지어 원래의 체중을 뛰어넘기도 한다는 것이다. 자연스럽게 다이어트의 이면에 대한 두 번째 화두로 넘어가게 되는데, 사실 다이어트의 위험성은 영양결핍을 유발할 수도 있겠지만 과체중이나 비만인 사람의 경우 더 나쁜 결과를 초래할 수도 있다는 사실이다. 이를 요요현상이라고 부르는데, 다이어트를 하는 사람들의 체중이 마치 요요처럼 늘어났다 줄어들었다 하는 현상이 반복되는 것을 말한다.

먼저 다이어트의 요요현상에 대한 몇몇 연구결과를 살펴보자. 1988년 1만 9478명의 미국 건강 관련 전문 종사자들에 의하면, 자주 다이어트를 하는 사람의 경우 체중의 증가를 가져왔다고 보고하고 있다. 1999년 4193명의 여성과 3536명의 남성을 대상으로 핀란드에서 연구한 결과를 보면, 15년 동안의 연구에서 주기적인 다이어트 인구가 다이어트를 실시하지 않는 사람들에 비해 몇 배 이상의 체중증가를 경험했다는 것이다[26-1].

다이어트에 의한 체지방 증가의 증거는 이미 반세기 전 앤셀 키스Ancel Keys 박사에 의한 역사적인 연구에 의해서 증명된 바 있다[26-2]. 영양학에서는 고전인데, 지금 보면 참으로 단순하면서도 재미있고 어이없으면서도 흥미로운 실험이다. 이 실험은 제2차세계대전이 막바지에 접어들던 1944년에 키스 박사와 그가 속해 있던 미네소타대학교University of Minnesota의 연구진들에 의해 진행되었다. 연구의 목적은 단순했는데, 극단적이고 장기적인 에너지 결핍이 인간의 반응과 적응에 어떠한 영향을 미치는지에 대한 연구였다. 연구는 32명의 양심적 병역 거부자를 대상으로 대체 복무형식으로 실시되었다.

선발된 대상자들은 한 대학교 기숙사에 기거하게 되었다. 이들은 여기에 머무르는 동안 자신들이 평소에 섭취하던 음식 열량의 반도 채 안 되는 음식을 먹으며 24주 동안 생활했다. 그리고 이 과정에서 이들의 반응을 기록했는데, 기대했던 바와 같이 이 사람들의 체중은 급격히 감소했다. 실험이 끝난 후 이들은 다시 원래의 음식량을 먹게 되었고, 잃었던 체중을 다시 찾게 되었다. 그런데 전혀 예상하지 못했던 발견은 이들의 체중 복귀가 단지 자신들이 잃었던 체중만을 회복하는 것이 아니라, 그 수준을 넘어 거의 모두가 추가적인 체중을 얻었다는 사실이다. 더욱이 추가된 체중은 모두 지방의 형태로 늘었다. 6명의 경우에서는 연구 전보다 무려 4킬로그램 이상의 지방을 더 얻었다. 이 연구는 인간의 다이어트와 흐속적인 열량 보충이 요요현상을 나타낸다는 최초의 과학적 증거로 여겨지고 있다.

그렇다면 왜 이러한 결과가 나타나는 것일까. 이를 설명하기 위해서는 인간의 역사적 뿌리로 다시 돌아가야 한다. 아마도 우리의 유전인자에 깊이 각인되어 있을 것이라는 설명이다. 인간이 농경문화와 정착생활을 받아들이기 이전, 사냥과 채집으로 먹을 것을 구했던 시절의 인간에게 먹을 것은 늘 불확실성을 의미했을 것이다. 이때는 먹을 것이 생기면 가능한 한 많은 양의 음식을 먹고 또 언제 올지 모를 풍요의 날을 기다리며 며칠간의 단식을 대비해야 했을 것이다. 그렇다면 먹지 못할 때를 대비해 먹은 음식을 몸속에 오래, 그리고 효율적으로 저장해야 하지 않았을까. 이때 지방은 에너지를 저장하는 가장 좋은 방법이었고, 결과적으로 지방을 잘 저장하는 인간만이 오래 버틸 수 있었을 것이다. 이렇게 오래 버티는 능력이 더 많은 후손을 만들었을 것이고, 그 유전자들은 후손에게 고스란히 전달되었을 것이다. 이러한 유전자, 바로 절약형질유전자 Thrifty Gene는 아마도 우리의 몸속에 간직되어 있을 것이다. 그런데 이 유전자는 과거와 현재를 구분하지 못하며, 우리 선조들의 불가피한 기근과 현대인의 인위적인 다이어트를 구분하지 못한다. 과거의 유전자는 현재와 같이 먹을 것이 항상 풍성한 시절을 상상하지 못했던 것이다. 그래서 인간의 다이어트는 이 유전자로 하여금 또 다른 음식부족현상으로 느끼게 했고, 다이어트가 끝나면 잃었던 체중을 다시 회복시키는 데 혼신의 힘을 다하게 된다. 마치 여태까지 먹지 못했던 것에 대한 화풀이 내지 복수처럼 말이다.

다이어트 이후에 체중이 다시 증가하는 것에 대한 연구결과는 적지 않다. 특히 체중을 감량하고 이 상태를 유지하는 것이 얼마나 힘들고 어려운지에 대한 관심도 적지 않다[26-3]. 미국스포츠의학회 American College of Sports Medicine에서는 체중을 감소하고 어떻게 유지할 수 있는가에 대한 일정한 가이드라인을 2001년에 제시했는데, 이 가이드라인을 8년 후인 2009년에 일부 수정하여 다시 제시했다. 이유야 여러 가지이겠지만, 자신들의 가이드라인을 8년 만에 갈아치운 중요한 이유 중의 하나는 자신들이 처음 제시한 운동량으로는 감소시킨 체중을 장기적으로 유지시킬 수 없다는 데에 있었다. 또는 장기적인 체중감소는 더 많은 운동량을 지속적으로 요구하는 수밖에 없기 때문이다. 다시 말해 상당 수준의 운동량을 수개월 이상 지속하지 않는다면 장기간의 체중억제가 쉽지 않다는 말과 같다는 것이다[26-4].

체중감소와 그 감소 수준을 유지하는 것에 대해 우리가 배울 수 있는 중요한 사항은, 다이어트에 의한 체중감소가 빠를수록 체중조절이 더 비효율적이라는 점과 장기적으로는 체중감소가 천천히 발생하는 것이 유리하다는 것이다. 그리고 그 어떤 다이어트방식으로도 체중의 장기적이고도 지속적인 감소는 이루어지기 어렵다는 사실이다. 또 감소된 체중을 지속하기란 더더욱 어렵다. 왜 이러한 현상이 나타나는 것일까. 아마도 인간의 항상성이 변화를 두려워하기 때문일 것이다. 아니면 변화의 속도가 느리기 때문일지도 모르겠다.

일정한 체중을 유지한다는 것은 우리의 몸이 그 체중에 이르도록 이끈 것이다. 반대로 이를 어길 때에는 이 어김을 견디지 못한다. 항상성이란 무엇인가. 바로 일정한 수준을 유지하려는 성질이다. 그러니 이를 어길 시에는 무리가 따를 수밖에 없는 것이다. 체중의 변화는 결코 짧은 시간에 이루어지지 않으며, 상당히 오랜 기간 동안 우리 몸의 항상성을 천천히 바꾸어나갈 때에만 가능하다.

그러니까 우리가 알고 있는 다이어트란 결국 체중을 줄여주고 그 상태를 유지할 수 있는 방법은 아니라는 뜻이다. 우리 몸의 관점에서 본다면 오히려 우리 몸이 원하지 않는 상태로 인위적으로 체중을 끌어내려 일시적으로 체중이 저하된 상태를 말한다. 즉 체중이 일시적으로 빠졌다 하더라도 우리 몸은 항상 원래의 체중으로 돌아가기 위해 호시탐탐 기회를 노리고 있다는 의미이다. 그러니까 몸의 관점에서는 인간이 다이어트와 운동을 통해 자기 몸의 체중을 떨어뜨려 내리누르고 있다고 느끼는 것이다. 따라서 인간은 떨어진 체중을 누르기 위해 다이어트와 운동을 계속 해야만 그 체중을 유지할 수 있게 된다. 그러니 우리 몸은 계속 스트레스를 받을 수밖에 없다. 머리에서 원하는 체중감소와 몸이 느끼는 억눌린 체중은 서로 상충되는 길에 서 있게 되는 것이다.

무리한 체중감소나 다이어트가 장기적으로 오히려 더 해로울 수 있다는 연구결과도 존재한다[26-5]. 랄프 파펜바거Ralph S. Paffenbarger 박사와 리이민 박사는 하버드대학교 졸업생들에 대한 설문을 실시했다. 얼마나 자주 다이어트를 하는지, 그리고 다이어트를 한 번 하는 경우 어느 정도의 체중감량이 나타나는지 물었다. 분석결과는 자못 놀라웠다. 한 번의 다이어트에서 5킬로그램 이상 감량한 사람들만을 대상으로 1962년부터 1977년까지 약 15년 동안 이들이 실행한 갖가지 방법의 다이어트로 줄인 체중을 모두 더했더니 평균 40킬로그램이었다. 그리고 이들은 매 다이어트에서 체중을 되찾았다. 이는 다시 말해 이들의 체중증량 또한 상당한 수준에 이르렀음을 의미한다. 이들의 요요 다이어트 결과보다 더 흥미로운 분석결과는, 같은 기간 동안 체중의 변화 없이 상대적으로 일정한 체중을 유지했던 사람들에 비해 체중을 줄였다가 다시 원래 체중으로 돌아온 사람들의 유병률이었다. 이들은 체중의 변화를 거의 겪지 않은 사람들에 비해 심장질환 발병률이 80퍼센트나 높았으며, 2형 당뇨병의 유병률은 123퍼센트나 높게 나타났다. 유사한 결과는 요요 다이어트를 실행한 사람들에게서도 나타났다. 학창 시절 다이어트를 실천했던 급우가 전혀 다이어트를 실행하지 않았던 급우들에 비해 거의 2배에 이르는 2형 당뇨병, 고혈압, 관상동맥질환을 앓게 되었다는 것이다. 이 연구결과가 지적하는 것은 명확하다. 다이어트의 성공은 어려우며 오히려 다이어트가 건강을 해친다는 것이다.

다이어트가 건강에 위해하다는 다양한 연구결과와 경험적 노하우가 존재함에도 학자들과 전문가들은 대중들에게 이러한 위험성을 경고하고 있지 않다. 오히려 이들은 다이어트와 체중감량을 격려하고 있으며, 어떻게 하면 체중감량이 가능한가에 대해서만 말하고 있다. 만약 주기적으로 다이어트를 시도하는 많은 사람들이 반복되는 요요현상을 경험하고, 나이가 들어 궁극적으로 더 많은 질환에 시달리게 된다면 이들에게 무엇이라 설명할 것인가. '당신들이 체중을 줄이지 못해 그렇게 되었습니다'라고 할 것인가? 어쨌든 많은 위험성에도 이 다이어트에 대한 열망은 진정되지 않고 있다. 다이어트가 허망한 육체적 고통의 주범이고, 효과는 거의 찾아볼 수 없으며, 더욱이 추후에 발생할 수 있는 유병률에 대한 위험성을 깨닫는 데 더 많은 시간이 필요한 것일까. 아니면 다른 그 무엇이 우리 사회로 하여금 다이어트에 대한 환영이 지속되도록 조장하는 것일까.

Chapter 27

체중감소가 건강하게
한다는 거짓말

우리는 다이어트를 할 때면 다음과 같은 몇 가지를 염두에 두는 것 같다. 만약 그렇지 않다면 최소한 고다한 체중이 건강에 해롭다고 주장하는 사람들은 다음과 같은 가정을 두고 체중조절을 강조한다.

지방이 많았던 사람이 마르게 되면 이 사람은 아예 처음부터 달랐던 사람의 건강 특성을 성취할 수 있다는 가정이다. 그리고 이러한 결과를 얻기 위해 신뢰할 만한 방법과 적정한 안전장치가 있음을 가정한다. 즉 다이어트란 것이 추천할 만한 방법이며, 이것이 적정하게 시도되면 충분하게 건강상의 효과를 발휘한다는 가정이다.

먼저 처음의 가정을 살펴보자. 만약에 첫 가정이 성립되려면 마치 외형을 바꾸면 내용도 바뀔 수 있다는 것을 확신해야 한다. 과연 그럴까. 가격대가 비교적 저렴한 소형자동차의 엔진은 그대로 두고 외관만을 고가의 외제 자동차 것으로 바꾸면 이 차는 외제차가 될 수 있을까. 이미 예를 든 것과 같이 이봉주와 같은 키와 체중 그리고 체지방량을 가진 사람이 있다면 이 사람 역시 이봉주처럼 마라톤 능력을 가졌을까. 아무도 이 예들에서 '그렇다'라고 답할 사람은 없을 것이다. 왜냐하면 자동차의 성능과 이봉주의 마라톤 능력은 다만 한두 가지의 요소에 의해 결정되는 것이 아니라 성능과 능력을 유지하기 위해 필수적으로 가지고 있는 요인일 뿐이라는 것을 우리는 잘 알기 때문이다.

이러한 논리는 사람이 살찌고 마르는 것, 그리고 체중에도 적용된다. 우리는 외형적으로 살찐 사람을 마른 사람으로 바꿀 수 있을지언정 그렇다고 살찐 사람의 생리적 특성과 기능을 마른 사람의 생리적 특성과 기능으로 바꿀 수는 없다. 즉 체중의 변화만으로 생리현상을 바꿀 수는 없다는 것이다. 만약 체중변화를 시도해 체중도 감소시키고 생리적 현상도 변화시킬 수 있다는 말을 증명하려면 최소한 살찐 사람들을 골라 이들을 마르게 만든 다음, 이들을 계속 마르게 유지시켜 이들의 총체적인 건강이 원래 생리학적으로 마른 사람들과 비교해 거의 유사하다는 사실을 밝혀야 한다. 그러나 이러한 논문은 아직 존재하지 않으며, 이러한 실험을 실시하기란 사실상 어렵다. 왜냐하면 어느 누구도 살찐 사람을 마르게 만들고, 이를 유지시키고 게다가 생리적 현상까지 바꿀 수 있는 방법을 모르기 때문이다. 사실 의학계에서 완벽한 실험 조건과 환경에서 실험한다는 것도 그리 쉬운 일은 아니다. 혹자는 다이어트의 성공 비결을 떠들면서 적지 않은 돈을 긁어모으고 있지만, 생물학적으로 우리는 아직도 체중조절방법을 모른다. 다들 거짓말을 하고 있거나 아무것도 모르고 하는 소리일 뿐이다. 일시적인 체중 변화를 다이어트라는 용어를 사용하며 착각하고, 이를 믿고 가정하고 있을 뿐이다.

지방과 체중에 대해 적대적 입장을 취하는 사람들의 두 번째 가정을 살펴보자. 상당히 불안하며 이루어질 수 없는 가정이다. 다름 아니라 누구나 살을 뺄 수 있으며, 살을 빼기 위해서는 다이어트가 가장 효율적이라는 것이다. 그리고 당신도 성공할 수 있다고 강조한다. 자신도 그 고통을 경험했으며, 그 고통을 통해 살을 뺀 성공 사례 중 하나라면서 말이다. 그리고 일사천리로 다이어트방법을 제시한다.

대부분의 다이어트에는 일정한 룰이 존재한다. 바로 적게 먹고 많이 움직이는 것이다. 이론적으로는 이러한 방법이 타당성 있게 들린다. 칼로리를 적게 섭취하고 더 많은 칼로리를 소비한다는 논리이다. 그런데 실지로는 그렇지 않다. 지금까지 우리는 봐왔지 않은가. 한 세기 동안 그 수많은 다이어트 지지자들이 주장했으며,

지금껏 부단히도 그것을 실현하려고 노력하지 않았던가. 그런데 결과는 어떠했나. 의료인들은 사람들에게 살을 빼기 위해서는 열량섭취를 제한하고 다이어트나 활동 수준을 증가시킬 필요가 있다고 뇌까렸음에도, 그리고 수많은 사람들이 이를 따르고 있었음에도, 결과는 수십 년 동안 많은 인구의 체중증가를 초래했고 정부가 집계하는 '과체중'과 '비만인구'는 증가했다.

다이어트에 성공하지 못하는 자신을 의지 부족으로 탓하고 전문가는 괜찮다고 토닥이며 새로운 방법을 제시한다. 그리고 지금 이 시간에도 수많은 사람들이 새로이 다이어트를 시작하는가 하면, 자신의 체중을 유지하기 위한 다이어트를 진행하고 있다. 미국의 사례를 보자. 20년 전에 비해 현재의 미국인들은 평균 7킬로그램 이상 더 무거워졌다(미국 정부의 통계에 따르면 비만인구의 88~93퍼센트가 다이어트를 하고 있다고 한다. 다시 말해 미국의 거의 모든 비만인구가 이미 비만 연구자나 체중조절 업계의 정의에 의해 '질환'으로 분류된 비만을 수정하기 위해 뛰어든 것이다). 그리고 아직도 이는 진행 중에 있는 듯하다.

그런데 이보다 더 귀 기울여야 할 대목이 있다. 다이어트에 의한 체중조절의 성공 가능성 여부를 따지기 전에 우리가 더 심각하게 고려해야 할 것은 바로 다이어트가 가져올 수 있는 건강상의 위험성이다. 많은 연구에서 인위적인 체중감소가 건강에 악영향을 미친다는 결과가 발표되고 있다. 아이오와여성건강연구Iowa Women's Health Study는 인위적인 체중감소가 사망률을 감소시킨다는 어떠한 증거도 발견하지 못한 반면, 거꾸로 인위적 체중감소는 사망률을 증가시킨다고 보고했다.

현재 비만과 건강 그리고 체력 분야의 연구에서 세계적 권위를 가지고 있는 스티븐 블레어Steven Blair 박사의 연구에서도 마찬가지 결과가 나타난다. 과체중으로 분류된 신체질량지수 $26\sim29kg/m^2$ 인 사람들을 대상으로 분석한 결과, 자신의 체중을 약 5퍼센트 이상 감소시킨 사람들이 체중감소를 시도하지 않은 사람들에 비해 사망률이 200퍼센트 이상 증가했다고 보고했다[27-1]. 또 노인을 대상으로 한 연구에서 노인들의 체중감소가 이들의 사망률에 영향을 미친다는 결과도 있다[27-2].

최근의 한 연구를 예로 들어보자. 듀크대학교Duke University의 인구건강노화연구센터Center for Population Health and Aging의 연구진은 노인들에게 체중감량을 권하는 것은 부작용을 유발할 뿐 아니라 생명을 단축시키는 결과를 가져올 수 있다고 제시한다[27-3]. 이것은 미국의 대표적인 노인 대상 조사연구로, 4789명을 대상으로 1994년부터 9년 동안 이들의 사망률을 조사했다. 이 연구는 신장, 체중, 식이습관, 흡연 여부, 음주 여부, 질병 여부, 활동 제한 여부 등의 모든 건강 요인을 결부시켜 평가했다. 결과는 일관적이었다. 과체중과 비만인 노인이 정상체중의 노인들에 비해 사망률이 낮았다. 그리고 가장 낮은 사망률은 신체질량지수 30~35kg/m²에서 나타났다. 이 연구결과는 노인들의 체중이 감소할수록 사망률은 천천히 증가함을 보여준다. 고혈압과 당뇨병은 신체질량지수가 증가하면서 증가했지만 뇌졸중과 암은 신체질량지수가 높을수록 낮았다고 한다. 이 연구진들은 노인들의 체중은 젊은이와 다르게 평가되어야 하며, 노인들이 체중에 대한 내성이 더 강하다는 것을 제시하고 있다. 따라서 특히 노인들에게 체중은 걱정의 대상이 아님을 강조한다.

06
움직임을 통해 얻어지는 체중과 건강

Chapter 28

운동과 신체활동

일상생활 속에서 '운동exercise'이라는 단어를 많이 듣게 된다. 언제부터 이 단어가 애용되었는지 잘 모르겠으나 최근에는 운동이 건강과 연관된 용어로 더욱 자리를 굳건히 하는 것 같다. 운동을 정의해보라면 사람마다 서로 다른 설명을 할 것이다. 사람마다 서로 다른 방식으로 생각하기 때문이다. 하지만 최소한 학자들 사이에서는 일정한 정의를 가진다. 물론 이 정의가 그리 오래된 것은 아니고, 특히 최근에 들어 운동 부족과 활동 저하로 인해 인간의 건강이 침해를 받는다는 사회적 관심이 대두된 이후에 성립된 정의이기도 하다. 단어의 뜻을 정리하고 규정한다는 것은 그 뒤에 그 정의가 필요한 이유가 존재함을 의미하기도 한다. 운동도 마찬가지다. 최근에 '신체활동physical activity'이라는 단어가 나타나면서 운동을 신체활동과 분명히 구분해 사용하기 시작했다. 이 두 용어를 구별했어야 하는 이유 그리고 왜 이 두 단어가 서로 '정의'적으로 결별했는지에 대한 역사적 배경은 뒤에 설명하기로 하겠다. 먼저 '운동'과 '신체활동' 두 단어어 대해 정의해보자.

 운동이란 '계획적이고, 체계적이며, 체력 향상이라는 목적성을 가진 반복적 근육 수축으로서, 안정 시 대사량을 상회하는 모든 신체적 움직임'이다. 먼저 정의를 내리기 위해 사용된 단어 하나하나를 되새겨보자. 운동은 계획적으로 이루어진다. 무작정 하는 것이 아니라 시간과 강도를 조절하고 그 분량을 미리 정해서 실행한다는 의미다. 그리고 이러한 계획이 체계성을 갖는다. 그러니까 처음에는 적은 양으로 하다가 점차 시간을 두고 많은 양의 운동을 실행하는 체계적, 단계적인 설계를 유지한다. 운동은 또한 목적을 갖는다. 어떤 사람은 근육을 크게 부풀리기 위해 운동을 하기도 하고, 어떤 사람은 마라톤을 잘하기 위해 근육의 지구성을 키우는 운동을 하기도 한다. 서로 신체적 훈련의 목적이 다른 것이다. 마지막으로 운동은 인간이 가만히 있을 때 사용되는 에너지량 이상을 요구하는 근육활동이어야 하며, 그 근육활동은 반복적으로 수축과 이완이 나타나야 한다는 것이다. 그리고 운동이란 신체를 이용한 것으로 한정한다. 다시 말해 정신적 노동이나 정신적 운동은 여기에 속하지 못하게 한다.

이 정도에서 운동의 정의를 이해한다면 우리는 인간의 일상생활에서 나타나는 다양한 움직임에서 무엇이 운동이고 무엇이 운동이 아닌지 구별할 수 있게 된다. 예를 들어 눈을 반복적으로 깜박이거나 숨을 반복적으로 쉬는 동작을 살펴보자. 학자들은 이를 운동이라고 하지 않는다. 이 두 움직임은 목적성을 가졌으며 반복적인 근육활동일지언정 우리의 안정 시 대사량을 상회하는 에너지 소비를 요구하지 않기 때문이다. 더불어 체력을 향상시키려는 목적을 갖고 있지도 않다.

이번에는 길을 가다가 노인의 무거운 짐을 들어주는 움직임에 대해 살펴보자. 우리는 이 또한 운동이라고 하지 않는다. 보통보다 더 많은 에너지를 사용했을지언정 우리는 무거운 짐을 들어줌으로써 체계적이거나 계획적인 근육활동을 하지 않았기 때문이다.

그렇다면 어떠한 경우가 운동에 속할까. 간단히 어떤 부류의 사람들이 자주 또는 빈번하게 운동하는가 살펴보면 쉽다. 정의에 근거해 따지자면 대부분 운동선수나 규칙적으로 스포츠활동에 참여하는 동호인들에게나 적용될 수 있는 것이 바로 운동이다. 운동이라는 단어가 상당히 제한적인 정의를 가졌다고 할 수 있겠다.

이번엔 신체활동이란 무엇인지 정의해보자. 신체활동이란 '근육의 수축작용으로 인해 안정 시 대사량을 상회하는 신체적 움직임'이다. 신체활동은 인간의 육체적 움직임을 포함하고 있으며, 이 과정에서 안정 시 대사량을 초과하는 결과를 낳는다. 그러나 운동과는 달리 목적, 체계, 반복, 계획 같은 구체성이 포함되어 있지 않다. 즉 안정 시 에너지 대사량을 넘는 인간의 신체적 움직임은 모두 신체활동에 포함되는 것이다. 수학에서 말하는 집합의 개념을 도입해 설명하자면 운동은 신체활동의 부분집합이다. 그러니까 신체활동이 훨씬 더 큰 집합이다. 그렇다고 모든 신체적 행위가 신체활동에 포함되는 것도 아니다. 위에서 예로 사용한 눈을 깜박이거나 숨 쉬는 것을 보자. 이 동작들은 신체활동으로 여기지 않는다. 안정 시 대사량을 초과하지 않기 때문이다. 그렇다면 노인의 무거운 짐을 들어주는 것은? 이것은 신체활동이다. 이 움직임은 근육의 수축을 필요로 하며 안정 시 대사량 이상의 에너지가 필요하기 때문이다. 그러면 눈 깜박임과 숨쉬기는 무엇일까. 이는 단순히 신체적 움직임으로 이야기할 수 있다.

    인간의 일상생활에서 나타날 수 있는 모든 육체적인 활동은 '움직임'에 속한다. 이중에 '신체활동'이 자리하고, 그 신체활동 안에 '운동'이 위치한다. 이미 설명했듯이 이러한 개념이 정립된 것은 그리 오래되지 않았으며, 이러한 정립의 이유는 지금부터 설명하려는 사회적 배경 때문이다.

Chapter 29

체중조절을 위한
운동의 필요성 대두

운동과 신체활동이 보다 구체적으로 정의되고 구분된 배경은 체중과 비만에 대한 인식의 역사에서와 유사해 보인다. 체중과 비만을 규정한 본래의 이유는 사람들을 더욱 건강하게 만들어보겠다는 기대에서 비롯된 것이다. 결과적으로 그 의도와는 다르게 오히려 체중과 비만해소가 성취되어야 할 건강의 척도로 잘못 인식되게 되고, 결국 다이어트와 체중조절을 통해 체중감량과 비만을 해소해보려는 관점으로 본래 의미가 와전된 경우처럼 말이다. 즉 참고지표 또는 과정으로 이용되었어야 할 척도가 어느 순간부터 목표로 둔갑하게 된 것이다. 운동과 신체활동이라는 단어의 정의도 이와 같은 과정에서 탄생하게 되었다. 운동과 신체활동이라는 과정을 통해 건강해짐을 추구하려고 했지만 이 과정과 수단이 목표로 둔갑해버리게 되었으며, 그 과정에서 이 두 단어를 서로 구분하게 된 것이다. 지금부터 그 배경을 살펴보기로 하자.

이미 설명했듯이 100년 전만 해도 인간에게 가장 무서운 질병과 사망의 원인은 감염성 질환이었다. 감염성 질환의 위험은 인류의 사회적, 환경적, 의학적, 영양적 변화과정에서 점차 줄어들게 되었다. 그러나 이로써 인간의 생명을 위협하는 요인들이 모두 제거된 것은 아니었다. 새로운 질병과 질환이 인간의 생명을 위협하게 되었으며, 신기하게도 그 위협 요인은 외부로부터의 적이 아니다. 바로 인간의 몸속에 저장되어 있는 유전적 요인에 의해서 제공되었다. 그 유전적 요인이란 크게 2가지였다. 하나는 먹는 것이고, 다른 하나는 움직임이었다.

지난 약 한 세기 동안 인간을 둘러싸고 있는 음식의 양은 넘치도록 풍부해졌으며, 사람들은 더 많은 칼로리를 섭취할 수 있게 되었다. 반면 이전 사회에 비해 인간의 육체적 움직임과 노동시간은 상대적으로 줄어들게 되었다. 먹는 것과 움직임은 동물적 본능이다. 가능한 많이 먹고 움직임은 최소화하려는 본성이 작용한 것이다. 산업화과정은 이 두 요소를 만족시킬 수 있게끔 진행되었다.

결국 더 먹고 덜 움직인 인간은 사회적 환경변화와 어울려 체중을 급격하게 늘리기 시작했다. 이 과정에서 증가하는 체중은 인간의 공공의 적이 되었으며, 건강을 침해하는 요인으로 지목받게 되었다. 체중이 건강의 적으로 지목받기 시작한 초기만 해도 체중의 증가를 유발하는 요인으로는 먹는 것이 주목받았다. 그도 그럴 것이 당시만 해도 아직 인체의 노동력을 요구하는 직업과 직장들이 많았으며, 따라서 인간의 움직임이나 신체활동이 줄어듦으로 해서 체중이 증가하는 것으로 보이지 않았던 것이다. 그러나 체중을 에너지 섭취량과 에너지 소비량의 균형관계로 이해한 후로는 음식으로 섭취되는 에너지량뿐 아니라 활동을 통해 소비되는 에너지량까지 함께 고려해야 한다는 관점이 대두되기 시작했다. 그래서 운동을 체중조절의 한 방법으로 이용할 수 있을 것으로 생각하게 된다.

그러나 에너지 섭취량과 소비량의 관계를 도입함에도 실제로 어떻게 움직이고 운동해야 할 것인가에 대한 구체적인 정보와 이해력은 부족했다. 당시에는 보통사람들의 체구성은 물론 보통 사람들의 유산소능력, 근력, 지구력 등등 현재 우리가 건강과 체력의 지표로 사용하고 있는 다양한 신체적 능력에 대한 정보가 그리 많지 않았다. 대신 운동선수나 극지를 탐험하는 사람들 또는 병사나 광부처럼 특수한 환경에 노출된 사람들에 대한 육체적 기능과 능력에 대한 정보만을 가지고 있었던 것이다. 예를 들어 운동선수들의 근력과 근지구력이 어느 정도이며, 이들의 체구성은 어떠하며, 이들의 심폐지구력이 어느 정도인지 파악하는 수준이었다. 동시에 운동선수의 훈련이 선수들을 어떻게 변화시키는지 정도만 알고 있었다. 또한 운동선수들이 다른 일반인에 비해 더 강인하고, 마르고, 지구성이 좋다는 사실뿐이었다.

그런데 보통사람들의 체력, 운동습관, 신체 조성 등에 대한 정보가 절대적으로 부족함에도 이를 탓하거나 이에 대한 정보를 차근차근 수집할 시간은 그리 많지 않았다. 게다가 미국의 주요 의료, 건강 관련 단체와 조직들은 보통의 미국인들의 체중이 점차 증가하고 있음을 인지하고 체중조절과 건강을 증진시키기 위해 운동이 도움을 줄 것이라고 가정하게 되었다. 그래서 이전까지만 해도 체중은 단지 많이 먹어서라는 논리로부터 확장해 체중조절을 위해 먹는 것과 운동하는 것이 동시에 이루어져야 한다고 인식하게 된 것이다.

이러한 인식은 이 건강 관련 단체들로 하여금 동시다발적으로 운동이 건강증진과 건강유지에 중요한 요소로 포함되어야 함을 강조하게 만든다. 예를 들어 1965년에 미국 대통령 피트니스자문위원회, 1972년과 1975년에 미국심장학회, 1975년에 미국스포츠의학회는 각기 자신들의 운동권장사항을 발표하기에 이른다.

Chapter 30

운동권장량의 등장과 변천

미국의 대표적인 운동권장사항에 대해 알아보자. 다음은 1978년 미국스포츠의학회가 제시한 운동권장사항이다. 이 권장사항은 '건강한 성인이 피트니스를 증진하고 유지하는 데 필요한 운동권장량'이라는 제목으로 제시된다. 이 권장사항은 특정적으로 4가지 요소, 그러니까 운동의 빈도, 강도, 시간, 유형을 제시하고 있다. 이번에도 권장사항의 제목에서 제기하고 있는 단어들에 주목해보자.

먼저 권장사항이 '건강한 성인'으로 한정하고 있다는 것에 주목하자. 즉 이 권장사항은 아픈 사람이나 질환이 있는 사람, 노인, 어린이들에게는 적용되지 않는다는 말이다. 이렇게 대상을 제한한 이유는 간단하다. 이미 설명한 것과 마찬가지로 1970년대까지만 해도 건강하고 운동을 열심히 한 사람들을 대상으로 진행된 연구 결과가 대부분이었고, 그러다 보니 여성, 병약자, 노인, 어린이, 재활 대상자들에 대한 과학적 정보와 근거가 전혀 존재하지 않았던 터였다. 그래서 당시만 해도 운동이 질병과 질환자에게 병리생리적으로 어떠한 긍정적인 영향을 주는지에 대해서는 물론, 아프지 않으면서 규칙적으로 운동이나 훈련에 참여하지 않는 보통사람들에게도 같은 이득을 선사할 수 있는지에 대해 명확하지 않았다.

그래서 권장사항에서 건강한 성인이라고 바로 당시까지 연구 대상자들이었던 운동선수나 건강한 성인 남자로 기준을 정하고 이들에 대한 권장사항으로 한정하게 되었던 것이다. 연구결과가 포함할 수 있는 한계가 권장사항의 적용 대상 범위를 한정한 셈이다.

그러면 권장사항의 구체적인 요소들을 살펴보자. 이 권장사항은 '심폐 체력과 건강한 체구성을 달성하고 유지하기 위해' 다음과 같은 4가지 요인, 즉 운동 빈도, 운동 강도, 운동 시간, 운동 유형을 제시한다. '운동 빈도는 일주일에 3~5일, 운동 강도는 자기 최대 심박수의 60~90퍼센트에 해당하는 정도, 운동 시간은 한 번 운동할 때 15~60분, 그리고 운동 유형은 달리기나 조깅, 걷기나 하이킹, 수영, 스케이팅, 사이클링, 조정, 크로스컨트리 스킹, 줄넘기와 같은 큰 근육을 이용하는 유산소 또는 리드미컬한 운동'이라고 제시했다.

혹시 운동과 건강에 관심이 많은 사람들이라면 이 권장사항이 상당히 익숙할 것이다. 그러면 이 권장사항의 구체적인 요소들이 어떻게 제한적인지 한번 알아보자. 분명 심폐 체력과 건강한 체구성을 달성하고 유지하기 위함으로 제한하고 있다. 우리가 지금 말하는 체중조절이나 비만을 극복하기 위한 다이어트, 또는 건강을 되찾기 위한 병약자에 대한 내용은 아니다. 또다시 강조되지만, 1978년 미국스포츠의학회의 운동권장사항은 운동선수나 건강한 성인들에게 필요했던 심폐 체력과 체구성에 대해서 기술하고 있었던 것이다. 분명 이 권장사항의 문구를 구성하고 다듬는 데 참여했던 당대의 권위 있는 과학자들은 그 한계점을 정확히 간파하고 있었던 것이다. 그리고 당시까지 존재했던 연구결과를 무리하게 확장해 적용하고 해석하는 것을 피했던 것으로 보인다.

재미있는 것은, 이 운동권장사항이 아직까지 우리 사회에서 상당히 중요한 운동방법의 하나로 채택되고 있다는 점이다. 그리고 운동방법에서 꼭 고려해야 할 4가지 요인, 즉 빈도 frequency, 강도 intensity, 시간 time, 유형 type의 앞 글자만 따서 'FITT'라는 용어를 사용하고 있다.

이 권장사항이 발표되면서 운동이나 피트니스에 관심을 두고 있던 일반인들은 이 운동방법을 기본적인 기준방식으로 채택하기 시작했으며, 사회적으로는 이 방법을 이용해 체력을 육성하려는 분위기가 점차로 고구되게 되었다.

  체력을 향상시키기 위한 규칙적 운동에의 참여와 이를 위해 제작된 운동권장사항은 점차로 새로운 분위기를 조성하게 된다. 예를 들어 체력과 건강에 관심을 두는 사회적인 분위기는 정책적으로, 경제적으로 이 분야의 연구와 욕구를 진작시킨다. 이전까지 주로 운동선수와 건강한 성인을 대상으로 진행된 연구가 주류를 형성했다면, 이 권장사항 이후에 다양한 각도에서의 운동 효과에 대한 연구가 진행되었다. 그리고 1980년대를 거쳐 1990년대에 이르러서는 운동이 건강한 성인뿐만 아니라 중년과 노인을 포함한 다양한 연령의 사람들에게도 상당히 긍정적인 영향을 미친다는 과학적 증거들이 쌓이게 된다. 그리고 이 증거들과 함께 학자들은 움직임이 많은 사람일수록 건강과 관련된 지표들이 더 좋은 쪽으로 나타남을 인지하기 시작했다.

  미국스포츠의학회의 1978년판 운동권장사항은 개편을 거듭한다. 1990년 개정판에서는 1978년 초판의 목표인 '심폐 체력과 체구성 증진'에서 범위를 조금 확장시켰다. 이 기존의 목표에 '근력과 지구력'을 추가하게 된다. 처음 권장사항이 제시된 이후 많은 연구들이 진행되었으며, 그 연구결과들이 축적되면서 가능해진 일이었다. 운동권장사항도 조금 더 구체적인 양상을 포함하게 된다. 그러나 이러한 권장사항은 자체적인 결함을 가지게 된다. 연구결과에 근거하다 보니 권장사항이 더욱 구체적으로 세분되어야 할 필요성이 대두된 것이다. 즉 누구에게나 일반적인 권장사항이 적용되기에는 사람들의 반응이 서로 너무나 달랐기 때문이었다. 사람마다의 개인차와 특수성을 고려하다 보면 점차 더 구체적인 운동권장사항이 요구되었는데, 그러기 위해서는 모든 요구사항을 만족시킬 수 있는 다양한 권장사항이 제시되어야 했던 것이다. 그러나 사람들의 개별적인 조건을 일일이 만족시키기에는 역부족이었다.

    그런데 이보다 더 급박한 상황이 벌어지게 된다. 이는 바로 미국인들의 체중이 더 급격히 증가하기 시작한 것이었다.

Chapter 31

운동에서
신체활동으로

 미국인들의 체중이 더 급격하게 증가하는 것은 아이러니이자 딜레마였다. 국가는 운동과 관련된 연구에 재정적 지원을 아끼지 않았고, 방대한 연구결과가 천천히 그리고 견고하게 축적되어가고 있었으며, 운동의 효과는 점차 구체적으로 드러나기 시작했지만 정작 이 과학적 정보들의 혜택을 보아야 할 미국인들의 체중은 더 빠르게 증가하고 있었던 것이다. 이는 분명 운동학자들과 정책을 수립하는 관료들에게 적지 않은 골칫거리였다. 운동의 효과가 더욱 확연해지고, 어떻게 운동하면 더욱 건강해질 수 있는지 알고 있음에도 정작 사람들은 운동에 참여하지 않았기 때문이다. 사람들은 교육을 통해 운동의 효과와 운동의 방식까지 알게 되었음에도 정작 운동에는 참여하지 않았다.

운동권장사항이 대중적으로 편안하게 받아들여지지 않은 데에는 몇 가지 이유가 있었다. 그중 하나는 바로 권장하는 운동의 방법과 효과가 누구를 통해 얻어진 정보였는가였다. 쉽게 말하자면 일주일에 3일 이상, 최대능력의 60퍼센트 이상으로, 한 번에 약 30분씩 격한 유산소운동을 하라는 것은 체력이 우수함과 동시에 운동을 상당히 좋아하는 사람들이 아니면 쉽게 지속하기 어려운 수준이었던 것이다. 당연히 미국인의 대부분을 차지하고 있던 일반인들은 이를 따라 하기 어려웠다. 게다가 권장사항에 맞는 운동을 할 것인가 말 것인가를 따지기 전에, 미국인들은 운동에 참여하지 않았고 그 참여율은 그다지 변하지 않았던 것이다.

이에 미국스포츠의학회와 미국질병통제국 Center for Disease Control; 현재의 미국질병통제예방국; Center for Disease Control and Prevention 은 1993년 합동으로 일반 대중에게 적용 가능한 권장사항을 제시했다.

이 권장사항은 '양질의 건강과 삶의 질을 높이기 위한 신체활동량과 유형'이라는 제목으로 등장했다. 그 내용을 보자면 '모든 미국 성인은 일주일의 대부분을, 원컨대 매일 한 번이나 그 이상, 하루 30분 이상 중등 강도의 신체활동을 해야만 한다'라고 적고 있다. 이 권장사항은 1996년판 미국공중위생국장관 Surgeon General 의 〈신체활동과 건강 Physical Activity and Health〉이라는 제목의 보고서에 포함되게 된다. 이 보고서에 포함된 권장사항은 아직까지 미국에서 운동과 신체활동, 건강 정책의 기조로 사용되고 있다.

이 권장사항을 한번 음미해보자. 이전의 권장사항에 비해 철학적으로 상당한 변화를 감지할 수 있다. 거의 새로운 권장사항으로 여겨질 정도이다. 건저 구체성이다. 이전의 것이 지정한 대상이 건강한 성인 또는 보통사람이었다면, 이번에 지정한 대상은 미국의 모든 성인이었다. 이전의 것이 구체적으로 운동의 빈도, 강도, 시간, 유형을 제시했다면, 이번에는 단지 막연한 강도와 시간만 제시하고 있다. 이전의 것이 체력 향상에 목표를 두었다면, 이번에는 건강한 삶에 목표를 두고 있다. 이전의 것이 권장이었다면 이번에는 '해야만 한다'로 의무 규정을 두었다. 그리고 마지막으로 가장 중요한 것, 이전까지는 운동이라는 단어를 사용했지만 이번에는 신체활동이라는 단어를 사용했다. 가히 상당한 기조의 변화가 아닐 수 없다.

이 권장사항의 배경을 이해해보자. 간단하게 이해하려면 앞서 설명한 아이러니와 딜레마를 우선 생각하면 된다. 아이러니와 딜레마는 바로 운동권장사항이 충분히 효과적일 것이라고 판단했음에도 체력 육성, 증진을 위한 운동권장사항은 일반 대중에게 먹혀들지 않은 반면에 건강의 가장 우선적인 척도였던 체중은 급격하게 증가하고 있었던 것이었다. 그러니까 미국인들의 수명은 연장되어가고 있는데 생활습관병은 더욱 늘어나는 추세이고, 동시에 미국인들은 점점 더 움직이기 싫어하면서 급속도로 살쪄갔던 것이다. 그러니 이를 해결해야 했다. 이제는 성인들의 체력과 심폐 능력을 향상시키고 유지시키는 것이 문제가 아니라 당장 보통사람들의 건강을 먼저 챙겨야 할 상황이 벌어진 것이다.

이제는 건강한 사람의 체력을 향상시키는 것이 목표가 아니라 직접적으로 건강 상태의 영향을 받는 사람들에 대한 신체활동으로 유도해야 했던 것이다. 여기에 국가는 보건복지에 엄청난 돈을 쏟아붓고 있었으며 이를 효율적으로 운용해야 했다. 결국 국민이 건강을 해침으로써 국가가 이를 사후에 처리하기보다는 아직 건강한 상태를 유지하고 있을 때 예방해야겠다는 발상이 깔려 있었던 것이다. 이런 발상은 이전의 구체적인 권장사항은 물론 일부 체력과 체구성을 향상시키는 목표는 잠시 접어두고, 어차피 건강한 사람은 자기 스스로 건강을 챙길 테니 오히려 국가의 재정적 부담을 더 크게 만드는 움직이지 않은 대중들을 향한 홍보 쪽으로 전략을 바꾸게 만들었다.

여기에서 우리는 운동과 신체활동의 교차를 경험하게 된다. 지금부터 불과 약 10여 년 전의 일이다. 이때부터 운동과 신체활동이라는 두 단어의 정의가 명확하게 구별되게 되었다. 운동이 체력과 체구성을 발달시키고 증진시키는 데 목표를 두는 것에 반해, 신체활동은 보통사람들이 건강을 도모하고 유지시키는 데 목표를 두게 된 것이다. 운동이 좀 힘들고 목표지향적이라면 신체활동은 건강을 도모하는 쉬운 방법으로 제안되었다. 그리고 국가의 정책 노선은 운동에서 신체활동으로 굳어지게 된다. 가능하면 움직이지 않는 그 많은 사람들을 끌어내어 더 많은 사람들이 쉽고 재미있게 움직일 수 있게 만들고 이로써 국가는 국민 건강을 증진시켜 앞으로 예상되는 국가의 재정 지출을 줄여보겠다는 심산이었다.

그러나 이러한 신체활동 권장사항이 모든 것을 만족시키지는 못했다. 특히 구체적으로 체력을 증진시키려는 사람들은 오히려 새롭게 제안된 권장사항에 대해 불만이 없지 않았다. 왜냐하면 새롭게 제안된 신체활동 권장사항이 오히려 이전의 것에 비해 더욱 두루뭉술해졌으며, 너무 간략하게 기술되었기 때문이었다.

미국스포츠의학회와 미국심장학회는 2007년 새롭게 '신체활동과 공중건강 가이드라인'을 제시하면서, 다시 구체적인 방식으로 신체활동량을 제안하게 된다[31-1]. 이 가이드라인을 살펴보면, 65세 이전의 건강한 사람들과 65세 이상의 노년에 대한 권장사항으로 나누어 제안하고 있다. 그리고 유산소운동과 근력운동을 모두 강조하는 방향으로 가이드라인을 제시하고 있다. 신체활동이라는 기조는 유지하고 있으며, 조금은 구체적인 운동 가이드라인을 제시하고 있음을 엿볼 수 있다.

운동과 신체활동을 정의상에서 구별하고 이를 다르게 권장했던 이유는 바로 이러한 사회문화적 배경 때문이었다. 운동이 좋다는 것은 모두 알고 있었지만 이를 실행하는 미국인은 적었으며, 결과적으로 운동 권장사항으로는 목표를 달성할 수 없었다. 때문에 이를 대신하여 어떻게든 국민들을 끌어내어 움직이게 하는 새로운 모토가 필요했고 그래서 모든 사람들이 할 수 있는 덜 힘든 신체활동 권장사항을 제시하기에 이른 것이다.

Chapter 32

인간의 움직임량?

최근 우리는 '운동 부족으로 인해……'라든가 '덜 움직임으로 인해서……'라는 말을 자주 사용하거나 듣게 된다. 개인적인 의견이라면 누가 무슨 말인들 못 하겠는가. 그렇지만 최소한 과학에 몸담고 있는 사람이라면 이러한 말에 상당히 신중해야 한다. 또는 이 말을 자신 있게 할 수 있으려면 그에 합당한 근거가 뒷받침되어야 한다. 갈에 대한 책임도 동반되어야 한다. 그렇다면 우리가 자주 말하고 듣는 이 말에서처럼 예전에 비해서, 예전이 언제인지는 잘 모르겠으나 우리는 정말로 덜 움직이는 것일까. 만약 우리가 정말 덜 움직이고 있다면 이 덜 움직이는 것이 우리의 건강에 어떤 직접적인 영향을 미치고 있기에 체중이 증가하고 건강하지 못하게 되는 원인으로 작용하는 것일까?

솔직히 말하자면 이는 명확하지 않다. 여기에서 우리는 통용되는 짐작과 과학적 근거를 구분해야 한다. 명확하지 않다는 것은 아무리 둘러보고 찾아봐도 우리의 운동량이나 활동량이 줄었다는 증거를 찾지 못했다는 말과 같다. 나를 포함해 개인적으로야 누가 어떻게 느끼든 어떻게 생각하든 무슨 상관이랴. 그러나 최소한 과학적으로는 기댈 수 있는 근거가 거의 존재하지 않는다. 여기서 근거란 그리 대단한 것도 아니다. 예를 들자면 이런 것이라도 있어야 한다.

'만보계로 측정한 결과 20년 전에는 서울시민이 하루 평균 1만 500보를 걸었다. 그러나 지금은 하루 평균 9800보를 걷는다. 결론적으로 지난 20년간 서울사람들의 하루 평균 걸음걸이 수는 줄었다.'

이렇게 단순하게라도 그 근거를 댈 수 있어야 하는 것이다. 하지만 불행하게도 이렇게 단순한 결과도 찾을 수 없는 상황이며, 따라서 우리의 활동량이나 운동량이 줄어서 건강에 영향을 받는다는 말을 못하거나 믿지 못하는 것이 당연하지 않겠는가.

그렇다면 우리가 덜 움직인다는 말은 과연 어디에서 유래한 것일까. 불행하게도 그 유래마저 찾을 길이 없다. 짐작건대 최근의 병리적 현상에 대해 학자들이 그 원인이 무엇인가를 제시해야 할 부담을 느꼈을 것이고, 여기에 현대 사회의 편리성에 의해 운동 부족 현상이 있을 것이라는 세간의 끄덕임에 맞장구쳐 이 근거 약한 추측이 공공연한 사실처럼 받아들여진 것으로 보인다. 사실 인간의 활동량을 추정할 수 있는 과학적인 방법은 최근에 들어서야 조금씩 제안되고 있다. 이러한 방법적 모색이 최근에야 이루어지고 있는 것만 보더라도 예전에 이러한 자료가 존재할 수 있었던 가능성이 희박해지는 것이다.

과연 인간의 움직임량을 파악하는 것은 왜 중요하며, 어디에 사용될 수 있는 것일까. 아마도 사람들의 움직임 정도를 아는 것은 의사가 진단을 하고 처방을 내리는 과정에 견줄 수 있을 것이다. 의사는 환자의 상태가 어떠한지 진단한 후 무슨 병인지, 얼마나 심각한지를 추정하고 판단한다. 이 진단을 바탕으로 병이 나을 수 있도록 처방하고 치료하게 된다. 진단 없이는 치료도 없다는 단순한 논리이다. 이는 너무나 당연한 이치다. 환자가 들어왔는데 진단도 없이 해열제 두 알을 먹으라고 할 수는 없는 노릇이다. 이러한 진단과 처방의 원리는 영양섭취에서도 찾아볼 수 있다.

나의 칼로리섭취가 많은지 적은지 판단한 후에 더 먹으라거나 덜 먹으라는 처방이 나와야 하는 것과 마찬가지다. 운동량이나 활동량을 파악하는 것은 의사의 예에서처럼 사람들의 운동량 상태가 현재 어떠한지 확인하는 것이 사람들이 더 많은 운동량이 필요한지 아닌지를 평가하는 첫 단계가 되는 것이다.

체중이 과다한 사람을 예로 들어보자. 만약 이 사람이 운동 부족으로 체중이 많이 나간다면 우리는 이 사람에게 운동을 더 하게끔 해야 한다. 만약 이 사람의 운동량이 충분한 것으로 나타났음에도 과다한 체중을 유지하고 있다면 우리는 운동을 더 하라는 권고보다는 다른 체중조절방법을 강구시키거나 현재의 방법을 수정해야 할 것이다.

여기서 먹는 것과 다른 생활 요인을 포함시키면 얘기는 더욱 복잡해지는데, 요는 운동을 권장하려면 운동량에 대한 파악이 우선되어야 하기 때문이다. 불행하게도 학계와 우리 사회는 아직 이러한 과정을 정확하게 밟고 있지 못하다. 활동량과 운동량을 정확하게 파악하는 기술과 그 자료가 풍부하지 못하기 때문이기도 하다. 이러한 기술과 학문적 기능이 다소 떨어지는 것에 대해 아쉽기는 하지만 최소한 이러한 과정을 생략하는 우를 범하지 않아야 함은 자명하다.

운동량과 연관되어 중요하게 인식되어야 할 점은 또 있다. 학계는 아직도 한 개인의 운동과 체중조절 그리고 건강 관련 요인과의 관계가 어떠한지 명확하게 알지 못하고 있다. 지금까지 많은 부분에서 운동과 건강의 관계가 규명되었지만 이는 한 개인에 대한 이해라기보다 사회 전체 인구에 대한 이해에 불과한 것이었다. 즉 운동을 하면 좋다는 것을 많은 사람들에게 적용했을 때 그 효과가 대체로 많은 사람들에게 나타난다는 뜻이지, 모든 사람이 다 효과를 볼 수 있다는 말은 아니라는 것이다. 그럼에도 많은 전문가들은 운동과 영양섭취의 중요성을 강조하면서 개인별 영양섭취와 운동량 권장에 힘을 쏟고 있는 모습을 볼 수 있다. 결과적으로 그 효과는 사람마다 다르게 나타나고, 그래서 많은 사람들은 이러한 결과에 실망하게 되고 만다.

Chapter 33

신체활동량 정량화

한 개인의 활동량을 파악하고 이것을 근거로 더 많은 활동량이 필요한지 아닌지를 그 사람에게 제시해주는 것은 매우 중요하다. 이를 위해 최근에는 운동량과 신체활동량을 파악하려는 연구들이 가속화되고 있다.

인간의 활동량을 파악하는 방식은 크게 3가지로 구분할 수 있다. 하나는 인체 내에서 발생하는 화학적 반응을 직접 또는 간접적으로 측정하는 방법이다. 두 번째는 한 개인에게 어떻게 움직이는가를 기록하거나 이를 회상해 설문지 형태로 응답하는 방법이다. 마지막으로는 기계적인 장비나 장치를 이용해 인간의 물리적인 움직임을 감지해 추정하는 방식이다. 이 방법들에는 이미 수십 년 전부터 제안되어오던 방법이나 기술이 있기도 하며, 최근에 기술의 발달로 등장한 것들까지 다양하다. 그 정확도 또한 다양해 정확도를 향상시키기 위해 계속적으로 진화하기도 하며 새로운 기술과 방법이 제안되고 있기도 하다.

먼저 첫 번째 방법을 살펴보자. 인간의 화학적 반응을 측정한다고 했는데 사람의 대사량은 체온의 반응을 통해 직접적인 측정이 가능하다. 이는 대사 반응이라는 화학적 반응을 통해 이루어지기 때문에 화학적 반응이라고도 표현하며, 대사량이 높을수록 체온은 더 많이 빠르게 상승하는 원리를 이용한다. 그러니까 운동량이나 활동량이 많은 사람이라면 대사량이 증가할 것이고, 대사량이 증가한다는 것은 그만큼 체열을 올린다는 이유로 이 방법은 타당성을 얻게 된다.

이와 더불어 인간이 대사작용을 진행하는 동안 산소를 사용해 이산화탄소를 생산하는데, 이 두 기체가 몸속에 들어갔다가 나오는 양을 파악하여 대사량을 추정하는 간접적인 방법도 존재한다. 현재 개인의 대사량을 측정하는 데 가장 많이 사용하는 방법이기도 하다. 이 방법들은 고가의 장비가 필요하고, 측정하는 데 시간이 많이 소요되며, 조심스럽게 실험실에서 측정해야 하는 단점이 있다. 다만 그 정확도 면에서는 다른 어떤 방식보다도 정확하다.

두 번째 방법은 가장 오랜 방법 중의 하나로, 병력학에서 가장 많이 사용하는 방법 중의 하나이다. 즉 많은 사람들을 대상으로 상대적으로 짧은 시간에 적은 비용으로 많은 정보를 얻을 수 있다는 장점이 있다. 그렇지만 개인에 대해서는 그 정확도가 비교적 떨어지는 단점이 있다. 이 방식은 크게 2가지 유형으로 나뉘는데, 하나는 자신의 신체활동을 회상식으로 기록하는 방법이 있고, 또 하나는 직접적으로 자신의 하루하루 활동을 그 즉시 기록하는 방법이 있다. 이 2가지 방법에는 각각의 장단점이 존재한다. 한 가지 제한점은 이 신체활동 내역을 대사량으로 환산해야 하는 단점이 있으며, 이 과정에서 약간의 오차가 발생하기도 한다.

마지막 방법은 최근에 등장한 방식으로 보면 된다. 인간의 기계적 움직임을 정량적으로 측정해 이를 특정한 공식을 이용해 칼로리 소비량 등으로 전환해 추정하는 방식이다. 최근에는 인간의 동작을 3차원으로 감지하고, 그 움직임의 가속도까지 감지해 기계적 신호를 전기적 신호로 바꿔 인간의 활동량을 환산하는 방법도 등장했고, 상당 수준 그 신뢰성도 확보된 상태이다. 한 가지 문제는 이 방식이 기계 자체에 장착된 공식을 이용해 환산되기에 그 공식이 무엇이냐에 따라 사람의 활동량이 다르게 책정될 수 있다는 것이다.

만보계를 생각해보면 이해하기 쉬울 것이다. 한 걸음을 0.12킬로칼로리 소비되는 정도로 파악할 수 있다면 우리가 1만 보를 걸었다고 치자. 그렇다면 $0.12 \times 10{,}000$은 약 1200킬로칼로리를 소비한 셈이 된다. 일단 우리는 여기서 한 걸음을 0.12킬로칼로리로 책정했지만 이를 0.13킬로칼로리로 책정했다면 우리의 에너지소비량은 1300킬로칼로리를 소비한 것으로 환산된다. 즉 어떠한 공식을 사용했는가에 따라 수치에 차이가 생기게 된다. 물론 사람마다 한 걸음의 에너지 소비량이 모두 다르다는 것을 감안하면 상대적으로 정확도가 떨어지는 것도 사실이다.

인간이 운동량이나 활동량을 추정하고 환산하는 것은 앞에서 설명했듯이 한 개인이나 사회를 대상으로 활동량을 제시하는 데 중요한 자료로 이용될 수 있다. 그러나 이러한 정량화가 우리가 기대하는 수준만큼 정확성을 유지하는 데에는 다소의 어려움이 따른다.

내 개인적인 경험을 예로 들어 설명하겠다. 이론상으로 우리는 음식을 통해 인체 내로 받아들이는 에너지량을 추정할 수 있다. 또한 위에서 설명한 방식의 하나를 이용해 소비되는 에너지량을 추정할 수 있다. 전자는 에너지 섭취량이고, 후자는 에너지 소비량이 된다. 만약 에너지 섭취량과 에너지 소비량이 동등하다면 우리의 체중은 일정하게 유지될 것이다. 만약 두 에너지량이 서로 균형을 이루지 못한다면, 예를 들어 전자가 후자에 비해 많거나 거꾸로 전자가 후자에 비해 적다면 우리는 각각 체중이 증가하거나 감소하게 된다. 최소한 논리적으로는 이렇다.

그런데 연구를 하다 보면 우리가 원하는 결과가 나타나지 않는다. 연구 대상자들의 에너지 섭취량과 에너지 소비량을 이용해 계산해보면 아귀가 맞지 않는다. 분명 연구 대상자들의 체중은 변하지 않았음에도 에너지 섭취량과 에너지 소비량은 동일하게 나타나지 않는다. 왜일까. 이유는 간단하다. 음식 섭취를 통한 에너지 섭취량을 계산하는 방법이 정확하지 않거나, 반대로 에너지 소비량을 계산하는 방법이 정확하지 않거나, 또는 2가지 방법 모두 정확하지 않기 때문이다.

또 있다. 체중의 변화는 며칠 동안의 먹은 것과 활동하는 것에 민감하게 반응해 결정되지 않는다. 보다 장기간의 모니터링이 필요하다는 말이다. 그러다 보니 우리가 일반적으로 사용하는 방식으로 추정된 두 에너지량이 이론상으로는 일치해야 함에도, 그래서 체중이 변하지 않아야 함에도 두 수치 간에 차이가 나타나는 것이다. 심지어는 이 두 수치가 서로 상관없는 사람들에게서 나온 것처럼 서로 동떨어진 경우도 적지 않다.

그러니 현재 우리가 사용하는 인간의 에너지 섭취량과 소비량을 이용해 한 사람의 먹는 것과 운동하는 것을 예견해준다거나 이를 마치 먹는 것과 운동하는 것을 수정하는 데 사용되는 수치나 기준으로 삼는 것이 얼마나 무리인가를 대략적으로 이해할 수 있을 것이다.

활동량도 마찬가지다. 비교적 짧은 시간 안에 측정되고 추정된 수치를 이용해 이들의 활동량에 대한 수정을 요구한다면 분명 무리수가 아닐 수 없다. 인간의 에너지 섭취량과 소비량 그리고 활동량, 체중을 어떻게 해석하고 이용할 것인가는 차차 설명하기로 하겠다.

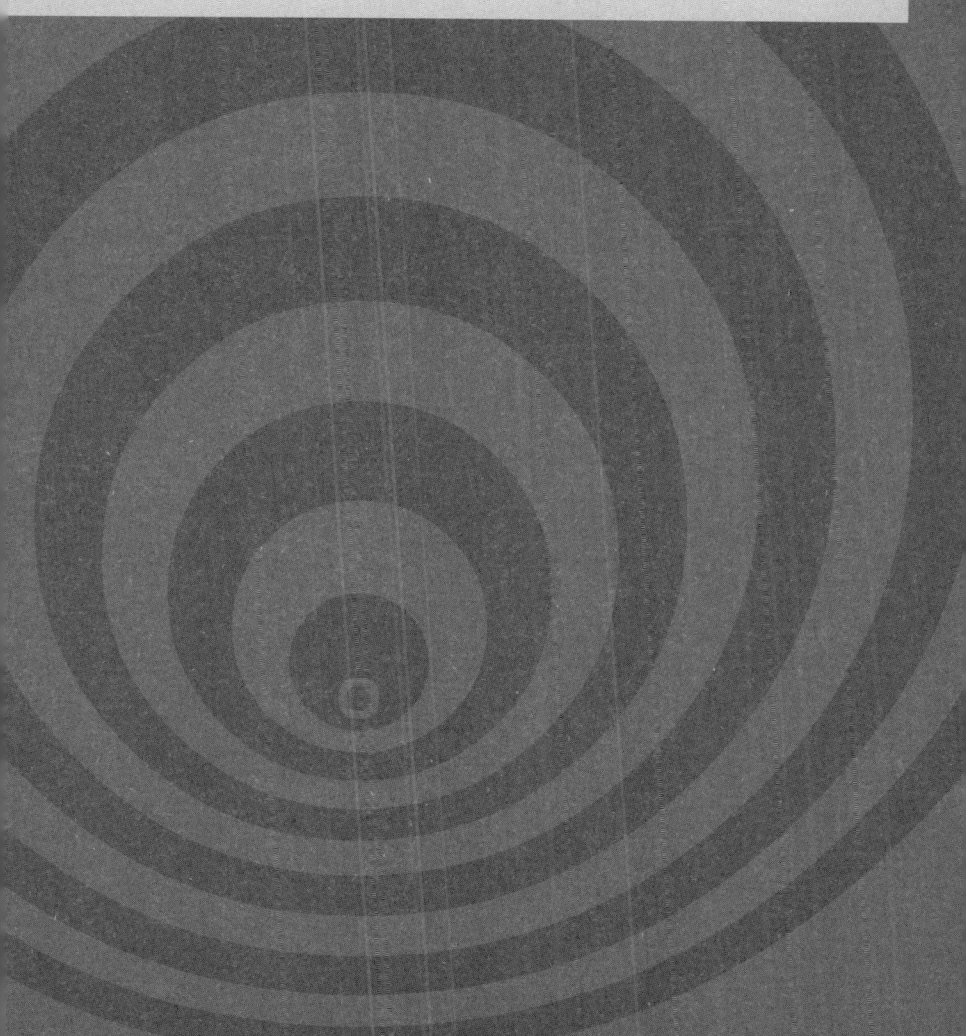

07
체중과 움직임

Chapter 34

움직임의 결과물인 체중

　　　　　　우리가 건강에 관심을 두는 것은 상당히 고무적인 처사다. 이 과정에서 체중에 관심을 두는 것 또한 중요하다. 체중은 가장 믿을 만한 건강의 척도가 될 수 있으며, 한 사람이나 한 사회의 지난 한동안의 에너지 균형을 잘 설명해주는 결과의 산물이기도 하다. 그래서 항상 체중을 모니터링하고 체중의 변화에 따라 적절한 대처를 강구하는 것은 중요한 일이다.

　이와 연관 지어 우리 사회가 체중에 높은 관심을 보이는 것 또한 중요해 보인다. 다만 체중을 어떻게 이해하는가에 대해서는 적지 않은 문제점들이 존재한다. 우선적으로 꼽을 수 있는 문제는 우리가 체중을 하나의 목표로 설정하고 있다는 점이다. 누차 설명했지만 체중은 목표가 될 수 없다. 목표로 설정하더라도 원하는 대로 성취할 수 있는 간단한 것도 아니다. 체중은 오히려 인간의 생활에서 자연스럽게 나타나는 결정 산물로 이해되어야 한다.

체중을 목표로 두었더니 적지 않은 문제점이 발생했던 것이다. 그리고 그 문제점들은 연쇄 반응으로 이어졌다. 설명하자면, 목표로 설정했으니 이를 성취해야겠고 성취하자니 방법이 필요했다. 대표적인 방법이 다이어트였으며 많은 사람들이 이에 참여했다. 그리고 공중보건의 권위자들과 의사들은 다이어트를 통한 체중조절과 감량이 건강에 아무런 문제가 없으며 오히려 건강을 담보한다고 주장했다. 그런데 이미 설명한 바와 같이 다이어트와 같은 체중감량방식은 그 실패율이 극히 높았으며, 성추한다 해도 그 결과가 건강을 보장하지는 못했다. 다이어트로 체중을 감소시킨 사람들의 거의 대부분이 감량시켰던 체중을 다시 되돌려 받았다. 심지어 많은 사람들이 체중을 빼기 전보다 더 높은 체중으로 되돌려 받기도 했다. 그러면서도 전문가를 비롯한 대다수의 사람이 다이어트에 대한 토망을 버리지 못했다.

이러한 반응은 다이어트산업에도 영향을 미쳤다. 식품업체와 제약업체는 막대한 자원을 투자해 새로운 음식과 약을 개발하고 출시했다. 보다 안전하고 효과적인 체중감량방법을 제시하고 나선 것이었다. 업체들은 저마다 저칼로리 다이어트식품과 안전한 의약품을 선브였고, 사람들은 비싼 비용을 치르면서도 그것들을 찾았다. 이들은 마치 이 식품과 약품들이 자신의 건강 향상에 도움을 줄 것으로 굳게 믿었다. 그러나 그 효과는 미미했으며, 사람들은 또 다른 새로운 것을 찾았다. 이 모든 것들은 체중을 일정한 수준으로 감소시키려는 목표 설정에 따른 귀결이었다.

여기서 목표로서가 아닌 결정 산물로서의 체중이 무슨 의미인지 알아보자. 이는 체중을 바라보는 새로운 개념을 제안하는 것으로 이해해도 되겠다. 건강하게 먹고, 건강하게 움직이며, 그 과정에서 자연스럽게 형성되는 체격과 체구성이 본인의 체중이라는 개념이다. 먼저 체중에 대한 기본적 사실을 확인하고 이 개념에 접근하자. 체중과 건강, 다이어트와 체중관리에 대한 많은 연구결과들은 다음과 같이 지적한다.

'체중감소가 건강을 보장하지는 않으며, 체중이 많이 나간다고 해서 적게 나가는 사람보다 먼저 죽지는 않는다. 또 다이어트는 체중감소에 적합한 방법이 아니며, 다이어트는 오히려 다양한 질환을 유발하고 사망률에 영향을 미친다. 또 하나는 운동을 한다고 무조건 체중이 감소되는 것은 아니다.'

만약 많은 연구결과에 의해 이미 도출된 이러한 내용들이 사실이라면 우리의 체중과 건강에 대한 패러다임이 바뀌어야 하지 않을까. 직설적으로 말하자면 현재 정부와 의료계, 보건계가 지향하고 있는 건강의 목표와 지표가 체중과 체중감소에 맞춰져서는 안

된다는 의미다. 오히려 현대 사회에서 건강의 목표로 설정되어야 할 캐치프레이즈는 '자기에게 맞는 체중을 찾으라'는 것이 되어야 할 것이다. 한 가지 전제는 자신의 몸 상태에 맞게 찾게 되는 체중이 건강한 식습관과 육체적으로 활동적인 생활을 유지하는 과정을 동반해야만 한다. 그러니까 어느 체중에 맞추는 것이 아니라 건강한 식습관과 활동적인 생활 속에서 얻어지는 자연적인 체중을 유지하라는 말이다.

그렇다면 이러한 개념을 뒷받침하는 과학적 근거들이 있을까. 그렇다. 상당수 존재한다. 이 연구들은 건강이 체중보다 움직임과 더욱 관계 있음을 입증하고 있다. 불행하게도 학계에서는 많은 정보들이 왜곡되고 호도되었지만 다행히 건강에 대한 정확한 정보도 많이 존재한다. 이러한 결과들을 살펴보자.

먼저 《미국의학협회지》에 발표된 연구를 보자. 이것은 1만 3000명을 대상으로 분석한 연구결과이다. 이 연구는 사람들의 사망률은 체중과 상관없으며, 가장 높은 사망률을 보인 집단은 평소에 가장 움직임이 적은 사람들에게서 나타났다. 이 연구에서는 또 정부가 과체중으로 분류한 사람들이지만 신체적으로 체력이 우수한 사람이 동등한 체력을 가진 '이상적인 체중을 가진 사람'에 비해 더 낮은 사망률을 나타냈다고 보고하고 있다[34-1].

이와 유사하게 유산소운동과 체력 그리고 건강과 연관되어 세계적으로 명성을 떨치고 있는 쿠퍼연구소Cooper Institute의 연구원인 이종도 박사의 연구를 보자. 이 연구는 쿠퍼연구소의 데이터베이스에 포함된 2만 2000명을 대상으로 체력과 사망률 간의 관계를 분석한 것이다. 연구결과 사망률이 가장 높게 나타나는 부류는 허리둘레가 87센티미터(34인치) 이하의 마른 사람이면서 활동량이 적은 사람들이었다. 반면 사망률이 가장 낮게 나타난 부류는 허리둘레 99센티미터(39인치) 이상으로, 과체중이지만 체력이 좋은 사람들이었다[34-2]. 사망률이 체중보다는 체력 또는 활동습관과 더 관계가 있다는 사실을 나타냈다.

운동이나 신체활동에 참여함으로써 사망률이 낮아졌다는 연구도 있다. 1995년 블레어 박사는 체력이 좋지 않았던 사람들을 대상으로 운동을 통해 체력을 향상시켰으며, 결과적으로 사망률이 50퍼센트 감소하는 효과를 관찰했다. 이 연구에서 규정한 운동량이란 일주일에 4~5회 정도의 빠른 걷기를 30분 이상씩 실시하는 것으로 규정했다. 이 연구에서는 또 체력의 향상으로 인한 사망률의 감소는 체중의 변화와 상관이 없었다고 했다[34-3]. 오히려 신체질량지수가 감소함에 따라 사망률이 약간씩 증가함을 지적하고 있었다.

이러한 연구결과들이 말해주는 것은 명확하다. 사망률을 감소시키기 위해서는 체중이나 신체질량지수를 감소시키는 것보다 규칙적인 활동에 참여함으로써 유산소 체력을 향상시키는 것이 옳다는 것이다. 게다가 유산소 체력이 향상됨으로써 사망률의 감소가 나타나는 것은 오히려 신체질량지수가 높을수록 더 확실하게 나타난다. 즉 유산소 체력의 효과는 체구가 큰 사람이 체력이 증가할수록 더 확연히 나타난다는 뜻이다. 이러한 증거들은 체중을 감소시킴으로써 건강을 증진시킨다는 개념을 정면으로 반박하는 것이며, 대신 체력과 신체활동을 증대시킴으로써 건강을 증진시켜야 한다는 개념을 정립시키게 되는 것이다. 블레어 박사는 미국인은 "체중과 체중감소로 잘못 선도되고 있다. 초점이 모두 잘못되었다. 중요한 것은 체력이다"라고 말하고 있다.

이 연구결과는 다른 연구진들에 의해서도 증명된다. 파펜바거 박사의 「하버드졸업생연구 Harvard Alumni Study」에서는 대학 졸업 후에 체중이 급격하게 늘었지만 동시에 격렬한 신체활동에 참여함으로써 일주일 평균 2000킬로칼로리 이상을 소비한 졸업생들에게서 가장 낮은 사망률이 관찰되었음을 보고하고 있다[34-4]. 또 2002년 푸에르토리코 남자 1만 명을 대상으로 한 연구에서는 다양한 체중을 가진 사람들이 중간 강도의 신체활동을 실시했을 때 가장 큰 건강상의 이득을 가져왔다고 보고했다. 이 연구는 신체활동을 감안하면 과체중과 조기사망률은 아무 연관이 없음을 증명하는 것이다[34-5].

사실 사람이 활동적인가 비활동적인가 하는 것은 체중과는 크게 상관이 없어 보인다. 실제로 가장 비활동적인 사람과 가장 활동적인 사람들을 두루뭉술하게 비교하자면, 이들의 신체질량지수는 단지 1~2 정도의 차이밖에 나지 않는다. 이 말은 규칙적으로 운동에 참여하거나 활동적인 신체활동을 유지하는 것이 체중에 미치는 영향은 약 2~5킬로그램 범위에 불과하다는 말이다. 그리고 많은 연구에서 활동이 적은 사람을 활동적으로 만들면 이들의 체중은 변하지 않음에도 체력 요인은 향상된다는 것을 증명하고 있다. 따라서 체중을 줄이는 것이 목표가 될 수 없다. 대신 많이 움직임으로써 자연스럽게 자신에게 어울리는 체중이 조정되도록 해야 하며, 이 과정에서 얻어지는 체력을 계속 유지하는 것이 목표가 되어야 한다.

Chapter 35

커지는 체격,
떨어지는 체력

잠시 현재 우리 아이들과 청소년들에 대한 얘기를 하고 가야겠다.

'청소년들의 체격은 날로 커지는데 체력은 떨어지고 있다.'

귀에 익은 문구이다. 보통 이 말은 매년 봄쯤 뉴스와 같은 대중매체를 통해 종종 듣게 된다. 이 뉴스가 뜨면 다양한 기관과 단체에서 우리 아이들의 건강을 우려하는 목소리가 커진다. 이들이 걱정하는 이유는 간단하다. 우리 아이들이 갈수록 더 허약해지는데 미래의 주인공인 아이들의 건강을 어른들이 나 몰라라 하고 있을 수만은 없다는 자조自照이다. 많은 정부의 관련 자료가 이를 뒷받침하고 있는 것처럼 보이는 데다, 이런 현상이 더더욱 심해져간다고 믿고 있는 이상 우리가 손 놓고 있을 수만은 없다는 의지이기도 하다.

어른들로서 책임을 져야 하는 당연한 행위로 받아들여진다. 분명 이들의 주장은 일리가 있다.

그런데 정부의 자료로부터 시작되어 매스컴과 아이들의 건강을 우려하는 관련 단체들로 확산되어 주장되는 이 문구는 진정 논리적으로나 과학적으로 타당성을 갖는 것일까. 혹시 자료의 해석에서 오류를 범하고 있는 것은 아닐까. 아니면 그렇게 믿게 만드는 그 어떤 영향 때문에 아무런 검토 없이 이 문구를 믿고 있는 것은 아닐까. 단순히 남들의 주장에 의존해 그것을 믿기보다는 이것이 정말 사실인지 한번 짚고 넘어가는 것이 좋겠다. 정말 우리 아이들의 체구는 점점 커져감에도 체력은 떨어지고 있는 것일까?

먼저 이러한 주장을 내세우는 데 사용되는 문장을 보자. 오류가 눈에 띈다. '아이들의 체격은 커지는데 체력은 떨어진다'라는 문장 구조상 엄연히 두 사실에 대한 관계가 존재함을 보여준다. 즉 '~인데 ~하다'는 앞의 사실과 뒤의 사실이 상황적으로나 실제적으로 서로 연관성을 가진다는 것을 전제로 한다. 그래서 앞의 사실과 뒤의 사실을 연관 지어 생각하도록 유도한다. 이 문장은 때로 '아이들의 체격은 커지고 있지만 체력은 떨어진다'라는 문장으로 이해되기도 한다. 그러니까 이러한 문장 구성은 우리로 하여금 당연히 아이들의 체구가 커짐으로써 체력이 떨어지고 있다고 해석하게 만든다. 아이들이 비만해져서 체력이 떨어진다는 마지막 종착역에 이르게 한다. 그렇다면 이 문장은 도대체 무엇이 문제일까. 단지 문장 구성에서 오는 잘못된 해석을 꼬집자는 것은 아니다. 과연 이 두 사실 간의 관계가 존재하는지에 대한 의문을 제기하고자 함이다.

분명 아이들의 체구는 커졌다. 모든 자료가 이를 뒷받침하고 있으며, 누가 보더라도 쉽게 그 차이점을 확인할 수 있다. 지하철을 타고 주위를 둘러보면 작지 않은 키임에도 내 머리 위로 솟구친 머리가 많다. 키뿐 아니다. 체중도 키에 비례해 상당히 많이 나가는 것처럼 보인다. 반대로 아이들의 체력은 분명 그 수치가 떨어졌다. 아무도 이 사실을 부정할 수는 없다. 모든 자료가 그렇게 지적하고 있기 때문이다. 그렇다면 우리는 이 두 사실을 연결시킬 수 있을까. 또는 제대로 연결시키고 있는 것일까.

먼저 이 두 사실은 관계가 있을까. 결론부터 말하자면 그렇다. 두 사실은 분명 연관이 있다. 그러나 우리가 알고 있고, 알고 싶어 하는 연관관계와는 다르다. 우리가 알고 있는 것과는 정반대의 관계를 갖는다. 즉 '커졌는데도' 또는 '커졌지만' 으로 연결되는 관계가 아닌 '커졌기 때문에'의 관계가 더욱 합당하다. 이러한 논리의 주장을 펼치는 것은 그리 어려운 문제가 아니다. 이는 2가지 이유에서이다. 하나는 생물학적으로 체격과 체력의 부정적 상관관계가 존재한다는 것이고, 다른 하나는 우리가 채택하고 있는 체력평가 종목들은 모두 체격이 커질수록 불리한 종목들이라는 것이다.

먼저 체구와 체력의 생물학적인 부정적 상관관계를 설명하기로 하자. 결론부터 말하자면 체구가 커질수록 움직임은 느려진다. 이는 인간을 포함한 모든 동물에게 적용되는 공통된 물리적 현상이다. 동물이 소유하고 있는 체구란, 특히 지구 중력하에서는 그 동물이 외부 환경을 대상으로 이동시켜야 하는 물체 덩어리다. 그러니까 덩치가 큰 동물들이 자기 몸을 움직이기 위해서는 그 체구에 비례하는 힘을 발휘해야만 한다. 그리고 그 움직일 수 있는 힘을 발휘하더라도 체구가 커지면 그 속도는 느려진다. 여기에 체구가 커질수록 체구를 움직이기 시작하는 반응 시간도 함께 늦어진다. 예를 들어보자.

최홍만. 누구든지 최홍만의 반응 시간이 이종범보다 빠르리라고 생각하지 않는다. 누가 보더라도 몸을 움직이는 속도에 있어 최홍만이 이영표보다 빠를 것이라고 생각하지 않는다. 왜냐고 그 이유를 묻는다면 명확한 물리적 원인을 제시하지는 못하더라도 대체로 최홍만이 체구가 크기 때문에 느릴 거라고 대답할 것이다. 맞다. 최홍만이 빠르게 움직임을 시작하지 못하고, 일단 움직이더라도 빠르게 움직이지 못하는 이유가 바로 여기에 있다. 체구가 크기 때문이다.

이번에는 우리가 선정한 체력평가 종목들을 보자. 우리가 지금 채택하고 있는 체력평가 종목들은 대략 우리에게 익숙한 것들이다. 오래전부터 사용되어온 평가 종목이고, 지금까지 그리 큰 이견에 부딪치지 않았기에 아직까지 사용되고 있는 종목들이다. 달리기, 제자리멀리뛰기, 턱걸이, 팔굽혀펴기, 윗몸일으키기, 앉아윗몸앞으로굽히기 등이다.

그렇다면 이러한 종목들이 왜 체구가 큰 아이들에게 불리하다는 것일까. 한번 생각해보자. 체중이 많이 나갈수록 제자리멀리뛰기와 턱걸이는 불리해진다. 더 무거운 몸을 날리거나 철봉 위로 끌어올려야 하는 부담이 작은 체구의 아이들에 비해 훨씬 더 크기 때문이다. 오래달리기도 문제다. 덩치가 크면 소비해야 하는 에너지도 많아질 뿐 아니라 물리적으로도 체구를 이동시키는 데 부자연스럽다. 팔굽혀펴기나 윗몸일으키기도 마찬가지다. 작은 체구의 아이들이 30초 내에 더 많은 윗몸일으키기를 한다. 체구가 작기에 복부근육으로 들어 올려야 하는 상체의 무게가 적게 나가서이기도 하고 상체를 움직이는 동작의 범위도 작기 때문이다. 앉아윗몸앞으로굽히기는 다른 방식으로 접근된다. 이는 다리가 짧고 팔이 긴 사람이 유리하다. 앉아윗몸앞으로굽히기는 결국 체구에 의해 결정되는 것이지 노력에 의하거나 훈련에 의해 지배되는 것이 아니다. 다시 말해 훈련에 의해 일정 수준까지 발달하다가 마지막에 가서는 체구에 의해 그 수치가 한계에 이를 수밖에 없는 종목이다. 여기에서 다시 최홍만을 등장시키자. 과연 최홍만에게 제자리멀리뛰기, 턱걸이, 윗몸일으키기, 앉아윗몸앞으로굽히기를 실시해 평가한다면 어느 정도 수준이 나올까.

그렇다면 체구가 큰 사람은 모든 체력평가 종목에서 불리할까. 그렇지 않다. 체구가 클수록 유리한 종목도 있다. 지금 전개된 논리를 이용해 평가 종목을 달리 선정해보자. 어떤 결과가 나올 수 있을지 살펴보자. 만약 근력 평가 종목으로 악력(손아귀 힘)이나 배근력(허리 힘)을 평가한다면 어떤 사람이 유리할까. 답은 간단하다. 의심할 여지없이 팔이 두껍거나 체구가 커서 허리근육이 큰 사람이 대체적으로 유리하다. 최홍만의 손아귀 힘을 상상해보자. 그리고 최홍만의 허리 힘을 생각해보자. 씨름선수였다는 것을 배제하더라도 체구가 큰 사람은 이 두 평가항목에 있어 상당히 유리한 위치에 있음을 쉽게 짐작할 수 있다. 왜냐하면 최홍만의 체구가 크기 때문이다. 파워 또는 순발력을 평가하기 위해 예전 체력장에 존재하던 수류탄 던지기를 해보자. 누가 유리할까. 보통의 경우 덩치가 큰 아이들이 수류탄을 더 멀리 날리게 된다. 만약 근지구력을 평가하기 위해 바벨을 든다고 해보자. 누가 유리할까. 답은 뻔하다. 체구가 큰 사람이다. 즉 어떠한 체력평가 종목을 선정하느냐에 따라 체구가 크거나 작은 사람에게 유리할 수 있다는 것이다.

지금 우리는 단순히 우리 어린이들의 절대적 체구 수치와 절대적 체력 수치를 비교하고 있다. 그리고 지난 수십 년 동안 상승곡선을 그리는 체구와 하향곡선을 그리는 체력만을 가지고 연결시키고 있는 것이다. 이 과정에서 단순 비교는 우리의 판단력을 흐리게 만들었다. 이를 정확하게 해석하자면 체구가 상향곡선을 그리면 당연히 체력평가 종목들의 수치는 하향곡선을 그릴 수밖에 없다는 것이다. 이것이 정확한 해석이다.

그래서 마음만 먹는다면 우리는 우리가 원하는 말귀를 조작적으로 만들 수도 있다. 예를 들어 '체구도 커지고 체력도 좋아졌다'를 만들 수 있다. 체구가 큰 아이들에게 유리한 종목만을 평가항목으로 포함시킨다면 이 문구를 만들 수 있는 자료가 얻어지기 때문이다.

우리 어린이들과 청소년들의 체격과 체력에 대한 편견적이거나 잘못된 해석은 불행하게도 또 다른 문제를 발생시켰다. 어쩌면 이것이 아이들의 체격이나 체력의 변화보다 더 큰 문제가 아닌가 싶다. 아이들의 커진 체격을 과체중이나 비만으로 오인하는 것이다. 진단이 잘못되면 처방도 잘못되는 것과 마찬가지로, 아이들의 커지는 체격이 비만으로 잘못 오인됨으로써 이를 퇴치하고 수정해야 하는 방향으로 체육 교육의 방향을 틀고 있는 것이다.

Chapter 36

청소년들의 건강 평가

지금부터 우리 아이들과 청소년들의 학교 체육 현장에 대해 살펴보자. 2009년부터 시작되어 점차 전국적으로 모든 학년에 확장되어 실시하는 '학생건강체력평가시스템Physical Activity Promotion System' 즉 '팹스PAPS'에 대해 언급하려 한다.

간단히 이 프로그램에 대해 알아보자. 팹스란 현행 체력장 제도를 개선해 선진화된 체력평가 시스템을 적용한다는 취지에서 생겨났다. 그리고 건강 체력, 비만, 심폐지구력, 자기 신체에 대한 평가, 자세 평가 등을 포함시킨다고 한다. 이제는 단순한 평가가 아닌 종합적인 평가를 실시하고, 이전에는 없었던 처방을 종합적인 신체 활동 처방으로 제시하겠다는 것이다. 처음에는 상당히 고무적으로 보였다. 그런데 실상 내용을 알아보면 문제가 적지 않다.

먼저 우리나라에서 1951년부터 실시하던 '학생신체능력검사'를 대신하게 된 이유부터 살펴보자. 팝스의 필요성과 목적을 보면 다음과 같이 기술된다.

'최근 학생들의 운동 부족으로 인한 비만 증가와 체력 저하의 심화'라고 쓰여 있다. 그리고 그 근거로 체력의 감소와 비만율의 상승을 들었다.

이번에는 측정항목을 살펴보자. 기존에는 6개 종목을 고정적으로 평가했다면 팝스에서는 5개 체력 요인, 즉 심폐지구력, 유연성, 근력근지구력, 순발력, 체지방 영역에서 제시된 총 12개 종목에서 선택적으로 항목을 선정해 측정할 수 있다는 것이다. 그렇다면 측정과 평가는 어떻게 할 것인가. 요약적으로 말하자면 등급제를 적용하고 IT 기술을 이용하여 웹 기반으로 평가·관리하겠다고 한다.

그러면 팝스를 적용할 수밖에 없었던 배경에 대해 분석해보자. '최근 학생들의 운동 부족'이라는 대목이다. 2가지 측면으로 지적이 가능하다. 먼저 운동이 부족하다는 신뢰할 만한 과학적 근거를 지적하고 싶다. 그리고 용어에 대한 지적이다.

이미 이전의 글들에서 설명했듯이 학계에서는 사람들의 운동량 또는 활동량에 대해 지난 수십 년 동안의 추이를 잘 알지 못하고 있다. 이는 우리나라 학생들에게서도 예외는 아니다. 저자 또한 요즘 아이들과 학생들이 덜 움직이고 예전에 비해 밖에 나가는 일이 그리 많지 않음을 느끼고 있으며, 이들의 활동량이 절대적으로 줄어들었음은 동감한다. 그러나 동감하는 것과 과학적 근거는 다르다. 이를 수치화하거나 객관적으로 모두 믿을 수 있는 자료는 없다.

먼저 용어에 대해 살펴보자. 팹스는 '신체활동'이라는 용어를 제목에 사용한다. 그런데 배경과 필요성을 설명할 때는 '운동 부족'이라는 용어를 사용하고 다시 목적에서는 '신체활동 증진'이라는 용어를 사용한다. 학계에서 최근 십수 년 전에 이미 '운동'과 '신체활동'을 구분하고 있다면 일관성의 문제가 제기된다. 이는 단지 용어를 가지고 문제를 삼는 것이 아니라 개념과 움직임의 영역을 어떻게 제한하고 이해하는가를 결정한다. 예를 들어 '운동 부족'이 문제라면 운동을 더 많이 시킬 수 있는 방향으로 목표가 설정되어야 하며, '신체활동'이 문제라면 이를 활성화시킬 수 있는 방향으로 설정되어야 한다.

더욱 간단히 설명하자면 이렇다. 만약 운동 부족이 문제라면 운동에 참여할 수 있는 기회를 많이 만들어야 한다. 그렇다면 체육시간, 방과 후 체육활동, 학교 내 스포츠 클럽활성화 등이 더 많아져야 한다. 한편 '신체활동'이 문제라면 이는 학교뿐 아니라 가정과 사회가 종합적으로 나서야 할 문제가 된다. 왜냐하면 신체활동은 거의 모든 일상활동에서 이루어져야 하기 때문이다. 따라서 적확한 용어 사용이 중요하다.

이번에는 '운동 부족으로 인한 비만 증가'라는 대목이다. 여기에서도 2가지를 지적하고 싶다. 먼저 운동 부족 때문에 발생하는 비만이라는 것이고, 두 번째는 아이들의 비만이라는 대목이다.

이미 설명했듯이 단지 운동 부족 때문에 비만이 발생하는 것은 아니다. 다시 설명하자면 체중 또는 비만은 운동 하나만으로 결정되는 것이 아니라. 먹는 것과 움직이는 것의 균형 상태로 이해해야 한다. 만약에 아이들의 운동량 또는 신체활동량이 줄었다 치자. 이때 먹는 것 또한 줄었다면 어떻게 될까. 이른적으로는 적게 움직였지만 덜 먹었기 때문에 체중의 변화는 나타나지 않아야 한다. 이러한 이른적인 개념은 우리가 단지 운동 여부로 아이들이 비만에 이르렀다는 생각이 정당하지 않음을 말하는 것이며, 오히려 더 먹었기 때문에 체중의 증가나 비만에 이르렀을 수도 있다는 가능성까지 제시한다.

정리하자면, 비만의 원인이 단순히 운동 부족으로 인한 것이 아니라 먹는 것과 연결하여 해석해야 하며, 이것은 운동을 많이 시킴으로써 체중을 줄이거나 비만이 해결될 수 있는 문제가 아니라는 것을 뜻한다.

아이들의 비만에 대한 대목을 살펴보자. 비만이라는 규정 자체가 상당히 모호하기 때문에 비만을 규정하고 퇴치해야 한다는 배경과 목적이 정당해 보이지는 않지만 일단 그렇다 치고 분석해보자. 성인들의 비만은 그나마 많은 연구가 진행되어 이에 대한 자료가 서로 갑론을박할 정도로 충분하게 존재한다. 그러나 아직까지 어린이들의 비만을 평가하고 이해할 수 있는 지표는 존재하지 않는다. 성인들은 이미 성장을 마친 상태라 체중이나 체지방이 성장이라는 과정의 영향을 받지 않는다. 자연스럽게 성인의 체중은 에너지 균형의 관점에서 해석할 수 있는 여지가 있지만, 어린이의 경우 성장과 에너지 균형의 두 요인이 복합적으로 작용하고 있기에 체중과 체지방을 단순하게 이해할 수 없다. 어린이의 경우 체지방의 증가는 에너지 균형이 깨짐으로써가 아니라 성장의 한 단계로 해석하는 것이 더 정당하다는 얘기다.

아이들의 비만에 대한 평가방식도 문제다. 우리나라에서 현재까지 어린이들의 비만 평가는 브로카Broca의 공식을 이용한다. 브로카는 100여 년 전 프랑스의 약학자다. 그는 사람들의 체중에 따라 약의 양을 달리해서 복용해야 한다는 것을 알고 있었으며, 이를 위해 보통사람들이 어떠한 체중을 가지고 있는지에 대해 관심을 두었다. 자연스럽게 보통사람들의 적정한 체중이 어느 정도인지를 파악하려 했고 결국 하나의 공식을 만들었다. 바로 브로카의 공식이다. 공식은 간단하다. 신장에 비례해 체중이 어느 정도 될 것인가를 예상하고 이를 투약량의 근거로 삼는다. 이 공식은 브로카에 의해 제한점이 제시된다. 몸무게가 적게 나가는 사람들에게는 적용되지 않는다는 것이다. 그런데 이 공식을 우리의 학교 현장, 정확하게는 정부기관에서 사용하고 있다. 즉 표준체중=(신장-100)×0.9를 이용해 이보다 약 20퍼센트 상회하는 어린이들을 비만으로 보는 것이다. 과연 이 방식이 어떠한 정당성을 갖는지 생각해볼 일이다.

이번에는 팹스에서 제시하는 평가와 관리의 측면을 살펴보자. 등급제, IT 기술, 웹 기반이라는 키워드가 눈에 띈다.

등급제는 체육뿐 아니라 우리나라 교육의 철학적 배경을 엿볼 수 있는 대목이다. 등급제란 학생이 평가항목에서 성취한 수치를 표에 대입해 이 수치가 낮은가 높은가를 평가하는 개념이다. 결국 체육 교육의 목표가 과정에 있지 않고 체력을 증진시켜 성취해야 할 대상으로 인식시키는 것이다. 이는 팹스 이전의 등급제와 전혀 달라진 것이 없다.

체육 교육의 목표는 학생들이 체육수업을 통해 신체 움직임의 즐거움과 효과를 이해시키는 데 있다. 이는 성인이 되더라도 자발적으로 신체적 움직임의 즐거움을 만끽함으로써 자신의 건강을 증진시키고 육체적으로 건강한 시민으로 살아갈 수 있게 돕는 과정인 것이다. 왜냐하면 어린 시절 신체활동의 즐거움을 느낀 어린이는 그 버릇이 평생 가기 때문이다. 이는 사람들의 건강증진이나 보건의 측면에서도 상당히 중요한 일이다. 성인이 되어 운동과 신체활동을 권장하는 사회가 아닌 어린 시절 교육에 의해 자발적인 체력증진이 모든 면에서 효율적이기 때문이다.

현대의 기술력에 대한 대목을 보자. 이전에는 사용하지 않았던 다양한 기계기술과 정보기술을 도입하겠다는 뜻으로 이해된다. 우리나라가 IT 강국이니 이를 이용하겠다는 것이 절대 나빠 보이지 않는다. 다만 어떠한 기술을 어떻게 적용하겠는가에 대한 문제를 제기하고 싶다.

여기서 잠깐 요약해보자. 팹스는 총체적인 문제점을 안고 있다. 학교 현장에서 체육 교육에 대한 철학적 배경이 목표지향적이라는 것이다. 운동을 통한 체력증진이 목표인지 또는 신체활동량증진을 위한 건강증진인지 헷갈리기까지 한다. 어떠한 목표인가에 따라 이를 성취하는 방법적 문제와 도구가 달라지기 때문이다. 또한 운동과 비만에 대한 관계를 잘못 이해하고 있다. 그리고 비만이 문제라는 의식은 근거가 빈약하고, 비만을 측정하고 평가하는 방식도 불안정해 보인다. 설명하겠지만 첨단기술을 이용해 평가하고 관리하겠다는 취지이나 실상은 그렇지 않다. 결과적으로 총체적인 문제점을 안고 있는 것이다.

Chapter 37

평가와 기록의 중요성

　　아이들과 청소년들의 체력평가에 대해 알아보자. 체력 측정 항목들은 앞서 설명했고 학교 현장에서 자주 사용되어오던 터라 따로 언급할 필요는 없을 듯하다. 그러나 신체질량지수와 체지방에 대한 측정과 평가방식에 대해서는 지적하지 않을 수 없을 것 같다. 이는 자연스럽게 IT 기술과 웹 기반을 이용하겠다는 대목과 이어진다.

　수차례 설명한 것처럼 신체질량지수를 이용하여 체구성과 체지방을 예측하고 이를 비만과 연결하려는 노력은 그리 정당해 보이지 않는다. 심지어 '지방량과 지방분포는 질환 유발 요인과 밀접' 하다고 적고 있다. 지방이 마치 문제인 것처럼 설명하는 것과 특히 이를 어린이와 청소년들에게 적용해 설명하려는 2가지는 과학적 근거와 크게 동떨어져 있다. 그리고 신체질량지수의 기준표를 작성해 제시함으로써 또다시 목표 성취에 대한 동기를 부여하고 있다.

체지방은 어떠한가. 체지방률을 분석하기 위해서는 생체전기저항법을 사용하도록 못 박고 있다. 간편하고 빠르고 쉬우며 개인의 사생활을 침해하지 않는다는 장점을 내세우며 말이다. 그리고 새로운 IT 기술과 접목시킨 대목에서 더욱 멋져 보인다. 그러나 그 정확성은 국가 자료 또는 기록물로서의 가치를 인정받지 못하고 있어 안타깝다.

이미 설명했지만, 먼저 체지방을 평가하는 방식 중에 가장 정확도가 떨어지는 것이 바로 생체전기저항법이다. 두 번째로 생체전기저항법을 이용한 장비들은 그 장비 내에 서로 다른 공식을 탑재하고 있다. 세 번째로 상대적으로 비싼 측정 장비를 구입해야 한다. 여기서 정확도 문제는 다음과 같이 설명할 수 있다.

음식을 먹거나 자세를 변동시키거나 특정한 이유로 탈수현상이 있었거나 또는 아침저녁 어느 때에 측정하는가에 따라 측정치가 달라질 수 있다. 따라서 많은 학생을 상대로 빠르게 측정할 수 있다는 장점을 가지고 있어서 많은 학생들의 변화 추이를 추정하는 데는 효과적으로 사용 가능하겠지만, 개인의 상태를 파악하는 정확도 면에서는 그렇지 못하다. 더욱이 '학생 개인의 건강 체력 측정'이라는 모토에는 더욱 상반되고 있다. 개인의 특성을 측정하는 데 더욱 치중해야 할 마당에 개인에 대한 정확도가 떨어지는 방법을 동원하고 있는 셈이다.

각 장비에 탑재되어 있는 공식이 다르면 어떠한 결과가 초래될까. 이는 생체전기저항법을 측정하는 장비를 제작하는 업체나 회사에 따라 서로 다른 기계적 사양을 가진 이유에서 시작된다. 기계적·물리적으로 측정된 정보를 체구성이라는 수치로 환산해주어야 하는데, 이 기계적·물리적 측정 정보가 제품마다 서로 다르며, 그래서 환산하는 공식이 서로 다를 수밖에 없다. 이는 2가지 문제를 발생시킨다. 하나는 수치 간의 상호 비교가 어려워지는 문제이고, 다른 하나는 국가 기록으로서의 가치가 상실된다는 문제다. 상호 비교가 어렵다는 것은 '가' 회사의 제품에서 얻어진 결과와 '나' 회사의 제품에서 얻어진 결과를 직접 비교할 수 없다는 말이다. 즉 '가'를 사용하는 학교에서의 측정치와 '나'를 사용하는 학교에서의 측정치가 달라짐을 의미한다. 이것이 바로 웹 기반을 이용해 정보를 누적하고 공유하겠다는 의도가 실현되기 어려운 부분이기도 하다.

측정과 평가에 있어 가장 걱정되는 사안은 바로 국가 기록이라는 측면이다. 학생들의 체력 측정과 평가는 방법에 따라 서로 약간의 차이가 존재할 수 있다. 그러나 어떠한 방법을 동원하더라도 이 자료가 국가적 기록으로 남을 수 있는 중요한 자료라면, 일단 그 방법이 국가 기록으로서의 가치가 있는지부터 평가되어야 한다. 그러나 생체전기저항법으로 얻어진 자료는 태생적으로 그렇지 않다. 왜냐하면 이는 공식에 의해 얻어진 자료이기 때문이다. 최소한 국가의 자료는 시대가 변해도 다시 사용이 가능하고, 예전과 지금의 비교가 가능하며, 결국 미래에도 사용이 가능해야 한다.

생체전기저항법으로 얻은 체구성은 기계, 물리정보가 공식을 이용하여 한 번 가공했기 때문에 비교와 평가가 불가능해지고 만다. 만약 이렇게 얻은 체구성 정보가 국가의 기록으로 남게 된다면 시간이 지나 우리의 다음 세대는 지금 우리가 축적해놓은 정보를 다시는 사용하지 못할 수도 있다는 말이다.

Chapter 38

대안적 평가 방안

 그렇다면 어떠한 방식으로 체격과 체력을 평가할 것인가. 만약 지금의 방식이 많은 부분에서 오류가 지적된다면 우리는 무엇을 어떻게 해야 할까. 다음은 그나마 이 문제를 풀어보고자 제안하는 4가지 사항이다. 이는 어린이와 청소년에만 국한된 것이 아니며, 우리 사회에서 체중과 체격 그리고 체력을 어떻게 평가하고 해석할 것인가에도 적용이 가능할 것이다.

 첫째, 평가항목과 방식을 아날로그 형식과 병행시켜야 한다. 시대를 돌아가는 발상이라 하겠으나 이는 가장 기본적인 자료에 충실할 필요가 있다는 것과 국가적 가치가 있는 자료를 남기자는 의미다. 예를 들어 체격과 체구성을 체지방 또는 신체질량지수로만 표현할 것이 아니라, 신체의 둘레나 피하지방을 측정함으로써 다양한 측정 변인과 자료로서의 가치를 향상시키자는 것이다. 사실 신체둘레나 피하지방은 한 사람의 상당기간 건강 상태를 비교적 안정감 있게 대변하는 변인이기도 하며, 다른 무엇에 비해 기본적인 측정 요인이기도 하다. 누구나 할 수 있으며, 줄자와 비교적 싼 가격의 장비로도 측정이 가능하다.

둘째, 절대수준에 맞춘 평가방식은 지양되어야 한다. 현재의 평가방식은 개인의 평가수치를 절대적인 평균 또는 기준값과 비교하는 방식이다. 결국 기준과 비교해 상대적인 위치를 확인하고 어디로 가야 할지에 대한 목표를 설정시켜준다. 그러나 체구와 체력을 이해한다면 이러한 방식이 상당한 오차를 낼 수 있음을 알게 된다. 대신 한 개인의 축적된 자료를 이용해 지난 한 해 동안 자신이 어떻게 변해왔는가를 알아보는 변화곡선에서 평가가 이루어져야 한다. 또한 절대수준에 맞추는 비교방식보다는 전체 인구의 분포곡선을 이용해 평가하는 방식이 더 정당하다.

셋째, 평가자료의 체계적인 축적과 공유가 이루어져야 한다. 그 어떤 경우에도 수집된 자료는 체계적으로 보관되어 공적인 활용도를 높이는 한편, 이에 대해 서로 다른 의견이 제시될 수 있도록 공유되어야 한다. 현재 과거 아동들의 체격과 체력에 관한 교육과학기술부의 자료는 모두 평균값에 한정되어 있다. 그러나 통계적으로 평균값만큼이나 표준편차와 중앙값도 중요하며, 이는 가공된 수치 이전의 데이터가 존재해야만 가능하다. 따라서 자료의 공유와 보관은 필수불가결한 사항이다. 게다가 청소년 체구의 범위가 증가하면서 과체중 및 저체중에 대한 관심도 점차 증대시켜야 할 시점이다. 이제 평균값을 비교하는 시대는 지났다. 인간의 체구가 다양화되면서 그 범위 밖의 대상에 대한 이해가 필요한 시대이다. 이를 위해서라도 자료의 공유는 필요하다.

넷째, 체력에 대한 인식 전환이 필요하다. '체력은 국력'이라는 말은 이제 옛말이다. 한때는 체력이 국력일 수도 있었다. 이웃 나라와 전쟁을 하거나 산업 현장에서 더 높은 생산성을 위한 노동력을 발휘하던 시대에는 말이다. 그러나 이제는 육체적인 노동력이 우선하지 않으며 대신 정신적인 노동력이 사회의 대세를 이룬다. 체력은 이제 단지 한 사람의 생활을 윤택하게 해주는 웰빙의 요건에 지나지 않아 보인다. 이 과정에서 체력을 예전의 체력에 대비해 사회에 적용하려는 것은 무리다. 따라서 체력의 수치에 대해 민감하게 반응하기보다는 행복을 영위하기 위한 체력 유지가 필요하다는 인식으로 전환되어야 한다.

사실 아이들의 체격이 커졌다는 것은 분명 바람직한 현상이다. 단편적으로는 과거에 비해 아이들의 발육에 필요한 영양 상태가 좋아졌다는 것이고, 질병에 대한 면역력이 좋아졌다는 것이며, 또 이런 체구를 유지하는 데 사회적으로 충분한 보조가 이루어진다는 증거이기 때문이다. 분명 체력의 지표가 떨어지는 것으로 보이기는 하지만 이는 해석의 오류에 근거한다.

Chapter 39

움직임을 유발하는 도시

운동과 신체활동이 사람들에게 어떠한 긍정적 영향을 미치는지는 차근차근 설명해왔다. 움직인다는 것은 체중과 비만을 어떻게 이해하고 처치할 것인가를 걱정하기 이전에 상당히 많은 건강 관련 지표들을 좋은 방향으로 이끌어준다. 활동량이 많으면 체중과 비만도 문제가 되지 않는다는 말이다. 따라서 사람들의 움직임과 활동량을 많이 이끄는 것이 중요하다 하겠다. 하지만 어떻게 이끌 것인가.

다음은 건강을 증진하고 도모하기 위한 몇 가지 제안사항이다. 이들 제안사항의 기본적인 배경은 우리 사회에 운동보다 신체활동이 더 많아져야 한다는 것이다. 그리고 체중이라는 강박관념에서 벗어나 활동성 위주의 기능성 체력이 증진되어야 한다는 생각을 바탕으로 한다.

첫째, 사람들이 생활 속에서 자주 움직일 수 있는 환경 구조를 갖추어야 한다. 여기에서 환경 구조란 도시 구조를 포함해 사람들이 일상생활 대부분의 시간을 보내는 공간을 의미한다. 예를 들어 건물, 도로, 교통 시스템이 여기에 포함된다. 지난 반세기 이상 동안 우리의 도시는 편리함과 신속함 그리고 경제성을 우선하여 건설되어왔다. 자동차는 터널을 뚫고 지나가도 사람은 지나가지 못했고, 한강의 다리는 차가 없으면 건너지 못했으며, 육교는 사람들을 돌아가게끔 만들었다. 사람이 살기 위한 도시라지만 사실 사람은 뒷전으로 밀렸던 것이다. 다행스럽게도 최근 우리 도시의 모습은 사람들이 살아가는 데 더욱 자연적이고 돌아다니기 편안하게 변하는 것처럼 보인다. 그러나 단순히 공간 확보만이 사람들의 움직임을 유발시키지는 않는다. 공간과 공간을 이어주는 네트워크가 가능한 도시 구조가 만들어져야 한다. 이해하기 쉽게 표현하자면 사람들이 안락하게 쉴 수 있는 공원 10개를 새로 만드는 것보다 공원 5개를 서로 연결하는 것이 더 중요하다는 뜻이다. 이는 한 공간에서의 움직임이 아니라 더 넓은 공간을 이동해서 다닐 수 있는 기회를 제공하자는 뜻이다.

도시를 활동성이 보장된 공간으로 만들자는 것은 의도하지 않은 다양한 효과를 가져올 수 있다. 먼저 도시에 사는 모든 사람들을 대상으로 한다. 이는 한 개인이나 특정 부류의 사람들을 위해 어떤 일을 진행시키자는 것이 아닌 전체 사회의 모든 이들에게 무선별적으로 적용시키자는 의도이다. 현재 비만하다는 사람들에 대한, 또는 비만으로 발전될 수 있는 사람들에 대한 국가적 관심이 고조되는 동안, 그렇지 않은 대부분의 건강한 사람들은 건강을 보장받을 수 있는 어떠한 혜택도 받지 못하고 있다.

사실 정부의 부담을 덜어주는 이들은 대다수의 이런 건강한 사람임을 감안하면 장기적으로는 이들에 대한 건강 보존이 절대적으로 필요하다. 따라서 지금의 건강하지 못한 사람들의 활동성을 보장하는 보건정책을 펴는 동시에, 현재 건강한 인구가 건강하지 못한 인구로 전락하는 것을 막아야 한다. 즉 활동을 조장하는 도시 공간을 만든다는 것은 현재 건강한 대다수의 국민이 국가나 정부의 직접적이고 적극적인 개입 없이도 개인적으로 건강을 유지할 수 있는 기회를 부여받는다는 것과 같다.

그래서 정부의 재원은 더 많은 운동시설을 만드는 데 역점을 두기보다는 일상생활에서 더 많이 움직일 수 있는 환경을 조성하는 데 투자되어야 할 것이다. 실지로 규칙적인 운동에 참여하는 사람들은 30퍼센트를 웃돌며, 넉넉하게 잡아도 40퍼센트를 넘지 않는다. 그리고 이 수치가 급격히 증가할 가능성도 그리 높지 않다. 지난 수년 동안 운동시설이 증가한 것에 비해 규칙적인 운동 참여자는 그만큼 증가하지 않고 있는 것만 보아도 그러하다. 선진국의 예를 보더라도 규칙적으로 운동하는 사람들이 40퍼센트를 넘지 않는다. 그러니까 국민의 3분의 2는 규칙적인 운동에 참여하지 않는 것이다. 더 많은 운동시설을 만든다고 해서 더 많은 사람들이 운동에 참여하는 것은 아니다. 운동에 참여하고 싶지 않은 사람을 운동장에 억지로 끌어들일 수는 없다. 우리는 미국의 경우를 보았지 않은가. 운동에 대한 교육과 시설이 아무리 풍성한들 무슨 소용이랴. 정작 사람들은 운동을 하지 않으니 말이다. 그렇기 때문에 평소에 운동에 참여하지 않는 사람들이 생활 속에서 활동하도록 해야 한다는 것이다. 이를 가장 잘 성취할 수 있는 방법이 바로 도시의 구조에 있다고 생각하는 것이다.

동물은 게으르다. 물론 여기에는 사람도 포함된다. 배부르고 걱정이 없으면 편히 쉬려고만 든다. 움직일 이유가 없으면 움직이지 않는다. 먹고 자고 싸면 그만이다. 동물이 움직이는 이유는 결국 먹고 자고 싸기 위함이다.

한번 생각해보자. 차를 몰고 대형 마트의 지하주차장으로 들어간다. 이때 대부분의 운전자가 우선적으로 생각하는 것은 먼저 에스컬레이터에서 가장 가까운 빈 주차 공간이 어디일까를 찾는 것이다. 사람들은 건강하기 위해 움직여야 하고 또 운동이 필요하다는 것을 너무도 잘 알고 있다. 그럼에도 이들은 백화점이나 마트에 가면 일단 에스컬레이터나 엘리베이터부터 찾는다. 적지 않은 사람들이 헬스장어 회원권을 끊고 일주일에 몇 번씩 운동하고 건강에 좋다는 음식을 찾아다니면서도 백화점이나 마트에 가면 으레 에스컬레이터나 엘리베이터를 탄다. 게다가 계단은 아예 건물의 한쪽 구석에 있어서 좀처럼 찾기도 어렵다. 지하철에서도 줄을 서서 기다릴지언정 계단보다는 에스컬레이터를 우선적으로 탄다. 어떤 곳은 아예 계단도 없다. 아무리 다양한 선택권을 준다 해도 인간은 항상 몸이 편한 쪽을 택하기 마련이다.

정부가 그리고 학계와 의료계, 보건계가 대중의 건강을 정말로 염려한다면 건강에 대한 교육과 홍보만으로는 효과에 한계가 있음을 지적하고 싶다. 우리는 이미 미국의 예를 통해 문제점이 무엇인지를 정확히 알고 있다. 운동에 대한 교육과 홍보가 이루어졌지만, 그리고 수많은 노력에도 결국 정부는 방향을 수정할 수밖에 없었던 사실을 말이다. 분명 교육과 홍보, 연구는 계속 진행되어야 하며, 절대적으로 필요한 요소이다. 그렇다고 해서 여기에만 의존해서는 안 된다. 대중들에게 움직일 수 있는 기회를 제공하는 것이 더욱 중요하며, 그렇게 하기 위해서라도 도시의 구조를 바꿈으로써 더 많은 사람들에게 더 많이 움직일 수 있는 공간을 제공해야 한다. 그래서 행위를 변화시키는 정책이 도입되어야 한다.

미국의 최근 동향을 살펴보자. 몇몇 대도시를 제외하면 미국의 도시 구조는 자동차를 우선적으로 구성되어 있다. 차가 없으면 이동이 불가능하며, 집에서 가까운 마트를 갈 때에도 차를 타야 한다. 그리고 주거지와 학교와 마트와 상업지역과 공장지역이 구분되어 있다. 미국인의 신체활동량은 크게 변하지 않았고, 비만인구의 증가는 이러한 도시 구조를 주목하게 했다. 미국질병통제예방국은 이러한 도시 구조가 사람들로 하여금 차를 타고 이동하게 하는 원인으로 작용하고, 결국 생활 속에서 움직임의 양이 줄어듦으로써 비만인구가 증가하는 데 일조했다고 생각하는 것이다. 이로 인해 도시의 구조를 어떻게 하는 것이 평소에 활동량을 증가시킬 수 있는가에 대한 연구가 활발하게 진행되고 있다.

Chapter 4

움직이는 습관

건강을 도모하기 위해 제안하고 싶은 두 번째 전략은 바로 학교에서 아이들이 움직임에 대한 즐거움과 기쁨을 가르쳐야 한다는 것이다. 직접적으로는 현재 체육시간에 대한 개념이 수정되어야 한다. 지금까지의 체육이 강인한 체력을 바탕으로 운동 기능을 학습시키는 데 주안점을 두었다면, 그래서 기능을 평가해 점수를 부여했다면 이제부터는 즐기는 운동과 신체활동 교육이 되어야 할 것이다.

어린 시절에 익히게 되는 움직임에 대한 교육은 평생을 지배한다. 많은 연구에서도 어린 시절 체육을 통한 교육이 나중의 건강에 지대한 영향을 미치는 것으로 나타나고 있다. 때문에 체육시간의 중요성을 더욱 강조해야 한다. 그러나 지난날의 체육 교육처럼 육체 능력과 스포츠 기능을 향상시키기 위한 시간이 되어서는 안 된다. 체육 교육을 통해 움직임이 우리에게 얼마나 많은 즐거움과 이득을 가져다주는지 일깨워주어야 한다. 그러기 위해서는 체육시간이 기능 습득을 위한 것이 아닌 즐기는 시간으로 바뀌어야 한다. 또한 체육시간에 이뤄지는 평가는 상급 학교로 진학하기 위한 의무적인 점수 따기 수단이 되어서도 절대 안 된다. 평소에 움직이는 것을 습관화시키는 데 중점을 두어야 한다는 것이다.

여기에 추가적으로 운동과 스포츠가 우리 생활에서 격리되는 것에 대한 경계도 필요하다. 갈수록 운동과 스포츠를 하는 데 있어 돈이 많이 드는 경향이 나타나고 있으며, 이로 인해 생활 속에서 움직임과 건강이 마치 일정한 비용을 지불해야 가능한 것으로 인식되고 있다. 이는 잘못된 생각이다. 움직임과 신체활동은 누구나 언제 어디서나 가능한 것이고, 그래서 건강을 도모하기 위한 움직임과 신체활동은 절대 비싸게 받아들여져서는 안 된다. 불행하게도 최근의 많은 스포츠활동은 장비를 이용하는 스포츠로 전환되고 있으며, 따라서 더욱 재정적인 부담이 커지고 있다. 이와 더불어 스포츠활동에 참여하는 것이 건강한 생활로 비춰지면서 움직임에 의한 건강 보존도 일정한 비용을 지불해야 하는 것처럼 인식되고 있다.

이러한 생각은 분명 교육 현장을 통해서도 바로잡혀야 한다. 비용을 들이지 않고도 누구나 언제나 즐기고 참여할 수 있으며, 이는 일상생활에서 이루어질 수 있음을 말이다. 생활에서 움직임을, 신체활동을 격리하게 되는 순간 우리는 많은 것을 잃게 될 것이다.

맺음말

　　　　　비만이란 질병은 존재하지 않는다. 인간이 만들어낸 상상의 질병일 뿐이다. 우리가 알고 있는 비만의 위험성이나 다이어트의 건강에 대한 유용성도 존재하지 않는다. 오히려 왜곡되어 있다. 그럼에도 우리가 이토록 비만에 대해 경계하고 체중감량에 목숨을 거는 이유는 다름 아닌 이와 연관된 이익집단들 때문이다. 우리는 사실을 정확하게 이해하고 이를 바로잡아야 한다.
　　체지방과 체중에 대한 위험성을 강조하면서, 다급하게 우리 사회에 그것들을 고쳐야 한다고 주장하는 사람들은 다음과 같은 4가지 내용을 전제로 한다. 물론 사람들에게 체중을 줄이라는 당부도 잊지 않는다. 첫째, 과체중과 비만은 건강의 적이다. 학자들이 정해놓은 좁은 범위의 정상체중에서 벗어나면 건강은 심각한 위험에 직면한다. 둘째, 정상체중 범위에서 벗어나는 사람들의 위험은 단지 체중이 많이 나가기 때문이다. 셋째, 과다한 체중을 가진 사람은 체중을 줄임으로써 자신이 가진 위험성을 감소시킬 수 있다. 넷째, 체중을 감소시키기 위해 다이어트와 운동을 실시해야 하며, 이는 안전하고 효율적인 방법이다. 그러나 이 내용은 전적으로 옳지 않은 전제들이다. 새로운 사실을 증명하려 하지 않아도 이것들이 사실이 아니라는 것은 현존하는 연구결과만으로도 충분히 설명할 수 있다.

일부 학자들이 비만이 위험하다고 주장하는 동안 학계에서는 이와 다른 연구결과들이 축적되고 있다. 이 연구결과들은 비만과 과체중이 위험하다는 사람들을 오히려 정면으로 반박하고 있다. 대부분의 과체중 또는 비만인 사람은 이상적인 체중을 가진 사람들에 비해 덜 건강하다거나 사망률이 높지도 않으며, 오히려 현재 과체중으로 분류되는 사람들이 다른 어떤 사람들보다도 더 사망률이 낮았다. 많은 연구결과들은 현재 정상체중으로 불리는 체중에서 30킬로그램 더 나가는 것보다 3킬로그램 덜 나가는 것을 더 위험하게 보고 있기도 하다. 정상체중보다 더 높은 체중을 가진 사람들의 질환 위험률은 정상체중보다 낮은 체중을 가진 사람들의 질환 위험률과 맞먹는다.

장기간의 체중감소가 건강에 이득을 준다는 증거도 존재하지 않으며, 짧은 기간 동안 체중을 줄였다가 다시 찌는 것이 오히려 더 위험하다고 지적한다. 비만을 고쳐보겠다는 한 세기 동안의 노력에도 의료인들은 안전하고 장기적인 체중감소 방법을 찾아내지 못하고 있는 것이다. 왜냐하면 체중감량을 위한 다이어트는 인간에게 적용되어 효율적으로 성공할 수 있는 방법이 아니기 때문이다.

현재 체중과 건강의 상관관계는 점차 사라지고 있다. 어쩌면 이제는 체중이 아닌 다른 요인에 주안점을 두고 건강 향상을 위한 대책이 마련되어야 할 것이다. 하나의 제안으로는 사람들이 많이 움직이도록 독려하고 이 움직임이 자신에 맞는 체지방량과 체중을 결정하도록 유도하는 것이다. 그리고 그 움직임이 지금처럼 체중 변화를 목적으로 이루어져서도 안 된다. 많이 움직이는 것은 어린 시절부터 교육되어야 하며, 우리가 살아가는 환경에서 이를 보장해야 할 것이다.

사람은 누구나 각자 자연스러운 체중을 갖고 있다. 이는 그 무엇의 기준에 빗대어 자신의 체중을 결정할 수 없음을 의미한다. 그렇다면 이 자연스러운 체중이란 무엇인가. 바로 자신이 건강하다고 느끼거나 건강한 상태를 유지한다면 그것이 바로 자연스러운 체중이다. 그리고 우리의 삶에 위협이 되는 심장혈관질환, 당뇨병, 암과 같은 질병들을 충분히 조절할 수 있는 범위라면 이는 건강한 자기만의 체중이 되는 것이다. 만약 의학적으로나 사회적으로 체중이 많이 나간다 하더라도 이 체중에서 건강하다면 이것이 바로 내 체중이고 건강한 체중이다. 자연스러운 체중이 마른 체구라면 이 사람은 말라야 한다. 이러한 관점에서 보자면 단지 체중만을 건강의 잣대로 보는 것은 바람직하지 않다. 체중은 목표가 아니고 과정을 통해 얻어지는 결과가 되어야 한다. 오히려 활동적인 사람이 과체중이라면 이는 정상적인 체중이며, 이 사람은 비활동적인 마른 사람에 비해 더 건강할 수 있다. 자주 움직이는 버릇이 확보된 상황에서 얻어지는 체중이 자신의 체중이며, 가장 건강한 체중이다.

마지막으로 학교에서 체육시간은 움직임과 신체활동이 얼마나 즐겁고 자신에게 유익한 것인지가 교육되어야 한다. 체육이 목표를 설정해 성취해야 할 대상이 아닌 과정으로서의 중요성이 강조되어야 하는 것이다. 어린 시절의 교육이 평생을 지배한다는 사실을 반드시 염두에 두어야 하며, 생활 속에서 활동이 항상 자연스럽게 이루어질 수 있도록 우리의 환경이 조성되어야 할 것이다. 다시 한 번 강조하지만 운동과 움직임, 신체활동이 우리의 생활에서 격리되는 것을 경계해야 한다.

인용문헌

1부 인간, 건강, 비만

2. 장수하는 현대인

2-1 Helmchen LA. Can structural change explain the rise in obesity? A look at the past 100 years. Discussion Paper 2001-09, The Population Research Center at NORC and The University of Chicago, Sept., 2001.

2-2 Kolata G. So big and healthy grandpa wouldn't even know you. *New York Times*, July 30, 2006.

4. 비만과 질병과의 진실된 관계

4-1 Drenick EJ, Bale GS, Seltzer F, Johnson DG. Excessive mortality and causes of death in morbidly obese men. *JAMA*,

243(5): 443-445, 1980.

4-2 Barnard RJ, Jung T, Inkeles SB. Diet and exercise in the treatment of NIDDM. The need for early emphasis. *Diabetes Care*, 17(12): 1469-1472, 1994.

Lamarche B, Despres J-P, Pouliot M-C, Moorjani S, Lupien P-J, Theriault G, Tremblay A, Nadeau A, Bouchard C. Is body fat loss a determinant factor in the improvement of carbohydrate and lipid metabolism following aerobic exercise training in obese women? *Metabolism*, 41(11): 1249-1256, 1992.

Tuomilehto J, Lindstrom J, Eriksson JG, Valle TT, Hamalainen H, Ilanne-Parikka P, Keinanen-Kiukaanniemi S, Laakso M, Louheranta A, Rastas M, Salminen V, Uusitupa M. Prevention of type 2 diabetes mellitus by changes in lifestyle among subjects with impaired glucose tolerance. *New England Journal of Medicine*, 344(18): 1343-1350, 2001.

4-3 Avons P, Ducimetiere P, Rakotovao R. Weight and mortality.

Lancet, 14;1(8333):1104, 1983.

Kabat GC. Aspects of the epidemiology of lung cancer in smokers and nonsmokers in the United States. *Lung Cancer*, 15:1-20, 1996.

Kabat GC, Wynder EL. Body mass index and lung cancer risk. *American Journal of Epidemiology*, 135(7):769-774, 1992.

Keys A, Aravanis C, Blackburn H, Buzina R, Dontas AS, Fidanza F, Karvonen MJ, Menotti A, Nedeljkovic S, Punsar S. Serum cholesterol and cancer mortality in the Seven Countries Study. *American Journal of Epidemiology*, 121(6):870-883, 1985.

van den Brandt PA, Spiegelman D, Yaun SS, Adami HO, Beeson L, Folsom AR, Fraser G, Goldbohm RA, Graham S, Kushi L, Marshall JR, Miller AB, Rohan T, Smith-Warner SA, Speizer FE, Willett WC, Wolk A, Hunter DJ. Pooled analysis of prospective cohort studies on height, weight, and breast cancer risk. *American Journal of Epidemiology*, 152(6):514-527, 2000.

4-4 "Relative body weight (body mass index) was an important negative risk factor, meaning that the risk of dying from cancer decreased with increasing relative weight"

4-5 Garcia-Palmier MR, Sorlie PD, Costas R Jr, Havlik RJ. An apparent inverse relationship between serum cholesterol and cancer mortality in Puerto Rico. *American Journal of Epidemiology*, 114:29-40, 1981.

Lee J, Kolonel LN. Are body mass indices interchangeable in measuring obesity-disease associations? *American Journal of Public Health*, 74:376-377, 1984.

Nomura A, Heilbrun LK, Stemmermann GN. Body mass index as a predictor of cancer in men. *Journal of National Cancer Institute*, 74(2):319-323, 1985.

5. 체중에 대한 프래이밍햄 심장연구의 결론 변천
5-1 Hubert HB, Feinleib M, McNamara PM, Castelli WP. Obesity as an independent risk factor for cardiovascular disease: A

26-year follow-up of participants in the Framingham Heart Study. *Circulation*, 67:968-977, 1983.

5-2 Dannenberg AL, Keller JB, Wilson PW, Castelli WP. Leisure time physical activity in the Framingham Offspring Study. Description, seasonal variation, and risk factor correlates. *American Journal of Epidemiology*, 129(1):76-88, 1989.

5-3 Lissner L, Odell PM, D'Agostino RB, Stokes J 3rd, Kreger BE, Belanger AJ, Brownell KD. Variability of body weight and health outcomes in the Framingham population. *New England Journal of Medicine*, 324(26):1839-1844, 1991.

2부 비만의 위험성에 대한 논란
6. 위험한 몸무게의 탄생 역사
6-1 Czerniawski AM. From age to ideal, The evolution of the height and weight table in the United States, 1836-1943. *Social Science History*, 31(2):273-296, 2007.

8. 과체중이 위험하다는 주장들

8-1 "a strong international consensus among scientist that overweight (BMI over 25) and obesity are major contributors of morbidity and mortality" *The New Republic*, Feb. 15, 2003 (letter)

8-2 "It's the very lean weight that is associated with the best survival rate"

8-3 Manson JE, Willett WC, Stampfer MJ, Colditz GA, Hunter DJ, Hankinson SE, Hennekens CH, Speizer FE. Body weight and mortality among women. *New England Journal of Medicine*, 333(11):677-685, 1995.

8-4 Allison DB, Fontaine KR, Manson JE, Stevens J. Annual deaths attributable to obesity in the United States. *JAMA*, 282(16):1530-1538, 1999.

8-5 "puts you at risk for developing many diseases, especially hear disease, stroke, diabetes, and cancer." National Institute of Health.

8-6 "a wealth of literature" "powerful relationships between being overweight and the risks coronary heart disease, diabetes, hypertension [and] various cancers."

8-7 Field AE, Coakley EH, Must A, Spadano JL, Laird N, Dietz WH, Rimm E, Colditz GA. Impact of overweight on the risk of developing common chronic diseases during a 10-year period. *Archive of Internal Medicine*, 161:1581-1586, 2001.

9. 과체중이 문제되지 않는다는 주장들

9-1 Waaler HT. Height, weight and mortality. The Norwegian experience. *Acta Medica Scandinavica Supplementum*, 679:1-56, 1984.

9-2 Troiano RP, Frongillo EA Jr, Sobal J, Levitsky DA. The relationship between body weight and mortality: a quantitative analysis of combined information from existing studies. *International Journal of Obesity and Related Metabolic*

Disorder, 20(1):63-75, 1996.

9-3 Durazo-Arvizu RA, McGee DL, Cooper RS, Liao Y, Luke A. Mortality and optimal body mass index in a sample of the US population. *American Journal of Epidemiology*, 147:739-749, 1998.

9-4 Visscher TLS, Seidell JC, Menotti A, Blackburn H, Nissinen A, Feskens EJM, Kromhout D. Underweight and overweight in relation to mortality among men aged 40-59 and 50-69 years. *American Journal of Epidemiology*, 151(7):660-666, 2000.

9-5 The World Health Organization Western Pacific Region. The International Association for the Study of Obesity, and The International Obesity Task Force. The Asia-pacific Perspective: redefining obesity and its treatment. Sydney, Australia: Health Communications Australia Pty Limited; 2000.

9-6 Song YM, Ha MN, Sung J. Body mass index and mortality in middle-aged Korean women. *Annals of Epidemiology*, 17:556

-563, 2007.

10. 체중이 문제라는 연구들의 문제점

10-1 Manson JE, Willett WC, Stampfer MJ, Colditz GA, Hunter DJ, Hankinson SE, Hennekens CH, Speizer FE. Body weight and mortality among women. *New England Journal of Medicine*, 333(11):677-685, 1995.

Allison DB, Fontaine KR, Manson JE, Stevens J. Annual deaths attributable to obesity in the United States. *JAMA*, 282(16):1530-1538, 1999.

Calle EE, Rodriguez C, Walker-Thurmond K, Thun MJ. Overweight, obesity, and mortality from cancer in a prospec-tively studies cohort of U.S. adults. *New England Journal of Medicine*, 348(17):1625-1638, 2003.

Fontaine KR, Redden DT, Wang C, Westfall AO, Allison DB. Years of life lost due to obesity. *JAMA*, 289:187-193, 2003.

10-2 Manson JE, Willett WC, Stampfer MJ, Colditz GA, Hunter DJ, Hankinson SE, Hennekens CH, Speizer FE. Body weight and mortality among women. *New England Journal of Medicine*, 333(11):677-685, 1995.

10-3 "The increasingly permissive U.S. weight guidelines may therefore be unjustified and potentially harmful."

10-4 Allison DB, Fontaine KR, Manson JE, Stevens J. Annual deaths attributable to obesity in the United States. *JAMA*, 282(16):1530-1538, 1999.

11. 병력학 연구의 한계?

11-1 Hamburg P. Body weight and mortality among women. *New England Journal of Medicine*, 334(11):732-733, 1996.

3부 비만 살찌우기

12. 비만이란 질병의 의료상품

12-1 Campos, PF. *Obesity Myth*, Gotham Books, New York, NY.

2004. p. 41.

13. 비만을 살찌우는 세력들

13-1 Mann GV. Obesity, the nutritional spook. *American Journal of Public Health*, 61(8)1491-1498, 1971.

13-2 Gaesser GA. *Big Fat Lies: The Truth about Your Weight and Your Health*, Gurze Books, Carlsbad, CA. 2002.

13-3 Olshansky SJ, Passaro DJ, Hershow RC, Layden J, Carnes BA, Brody J, Hayflick L, Butler RN, Allison DB, Ludwig DS. A potential decline in life expectancy in the United States in the 21st century. *New England Journal of Medicine*, 352(11):1138-1145, 2005.

13-4 Gibbs W. Obesity: An Overblown Epidemic? *Scientific American*, 292:70-77, 2005(재인용)

13-5 Gibbs W. Obesity: An Overblown Epidemic? *Scientific American*, 292:70-77, 2005(재인용)

13-6 오상우, 윤영숙. 비만. Chpt. 3. 국민건강영양조사 제3기 조사결과 심층분석 연구: 건진부문. 질병관리본부, 한국보건사회연구원, 2007. pp. 67-102.

13-7 Campos, PF. *Obesity Myth*, Gotham Books, New York, NY. 2004. p. 41.

Gard M, Wright J. *The Obesity Epidemic: Science, Morality and Ideology*, Routledge, New York, NY. 2005.

Oliver JE. Obesity: *The Making of an American Epidemic*, Oxford University Press, Cambridge, 2005.

Glassner B. *The Gospel of Food*, HarperCollins Publisher, New York, NY. 2007.

14. 비만 정치

14-1 Hellmich N. "Obesity on Track as Number One Killer" *USA Today*, May 10, 2004.

14-2 Marshall E. Public enemy number one: tobacco of obesity?

Science, 304(5672) : 804, 2004.

14-3 Flegal KM, Graubard BI, Williamson DF, Gail MH. Excess deaths associated with underweight, overweight, and obesity. JAMA, 293(15) : 1861-1867, 2005.

4부 체중, 체지방, 체구성

15. 부정적 인식의 시작, 평균체중의 탄생

15-1 Gaesser GA. Big Fat Lies: The Truth about Your Weight and Your Health, Gurze Books, Carlsbad, CA. 2002. p. 39.

15-2 "excessive weight, whether it be fat or muscle, is not a storehouse of reserve strength, but a burden that has to be nourished, if muscle, and that markedly interferes with nutrition and function, if fat." Symonds B. McClure's (a general-interest magazine), Jan. 1909., Gaesser GA. Big Fat Lies: The Truth about Your Weight and Your Health, Gurze Books, Carlsbad, CA. 2002. pp. 40-41(재인용)

17. 구월투수로 등장한 신체질량지수

17-1 "[the weights recommended by the tables] are not the weights that minimize illness or the incidence of disease. These weights are not used for underwriting or in the computation of premiums."

19. 임의적으로 설정되는 비만 기준

19-1 Oh SW, Shin SA, Yun YH, Yoo T, Huh BY. Cut-off point of BMI and obesity-related comorbidities and mortality in middle-aged Koreans. *Obesity Research*, 12(12) : 2031-2040, 2004.

19-2 배성일, 'OECD Health Data"를 통해 본 한국의 보건의료 현황. 건강보험포럼, 6(3) : 58-82, 2007.

5부 효과 없이 위험하기만 한 다이어트

25. 불가능에 가까운 다이어트와 체중감소

25-1 Wardle J, Haase AM, Steptoe A. Body image and weight control in young adults: international comparisons in university students from 22 countries. *International Journal of Obesity*, 30:644-651, 2006.

26. 결국 체중을 더 늘리는 다이어트

26-1 Gaesser GA. *Big Fat Lies: The Truth about Your Weight and Your Health*, Gurze Books, Carlsbad, CA. 2002. p. 31.

26-2 Tucker T. *The Great Starvation Experiment*. Free Press, New York, NY. 2006.

26-3 American College of Sports Medicine, Position Stand, Appropriate intervention strategies for weight loss and prevention of weight regain for adults, 2001.

26-4 American College of Sports Medicine, Position Stand, Appropriate physical activity intervention strategies for weight loss and prevention of weight regain for adults, 2009.

26-5 Gaesser GA. *Big Fat Lies: The Truth about Your Weight and*

Your Health, Gurze Books, Carlsbad, CA. 2002. p. 144.(재인용)

27. 체중감소가 건강하게 한다는 거짓말

27-1 Blair SN, Shaten J, Brownell K, Collins G, Lissner L. Body weight change, all-cause mortality, and cause-specific mortality in the multiple risk factor intervention trial. *Annals of Internal Medicine*, 119(7): 749-757, 1993.

27-2 Newman AB, Yanez D, Harris T, Duxbury A, Enright PL, Fried LP. Weight change in old age and its association with mortality. *Journal of American Geriatric Society*, 49(10): 1309-1318, 2001.

Singh PN, Haddad E, Knutsen SF, Fraser GE. The effect of menopause on the relation between weight gain and mortality among women. *Menopause*, 8(5): 314-320, 2001.

Somes GW, Kritchevsky SB, Shorr RI, Pahor M, Applegate WB. Body mass index, weight change and death in older adults: the systolic hypertension in the elderly program. *American Journal* of *Epidemiology*, 156(2) : 132-138, 2002.

Wedick NM, Barrett-Connor E, Knoke JE, Wingard DL. The relationship between weight loss and all-cause mortality in older men and women with and without diabetes mellitus: the Rancho Bernardo study. *Journal of American Geriatric Society*, 50(11) : 1810-1815, 2002.

27-3 Kulminski AM, Arbeev KG, Kulminskaya IV, Ukrainstseva SV, Land K, Akushevich I, Yashin AI. Body mass index and nine-year mortality in disabled and nondisabled older U.S. individuals. *Journal of American Geriatric Society*, 56(1) : 105-110, 2008.

6부 움직임을 통해 얻어지는 체중과 건강

31. 운동에서 신체활동으로

31-1 American College of Sports Medicine, Position Stand, Physical activity and public health guidelines, 2007.

7부 체중과 움직임

34. 움직임의 결과물인 체중

34-1 Blair SN, Kohl HW 3rd, Paffenbarger RS Jr, Clark DG, Cooper KH, Gibbons LW. Physical fitness and all-cause mortality. A prospective study of healthy men and women. *JAMA*, 262(17) : 2395-2401, 1989.

34-2 Lee CD, Blair SN, Jackson AS. Cardiorespiratory fitness, body composition, all-cause and cardiovascular disease mortality in men. *American Journal of Clinical Nutrition*, 69 : 373-380, 1999.

34-3 Barlow CE, Kohl HW 3rd, Gibbons LW, Blair SN. Physical fitness, mortality and obesity. *International Journal of Obesity and Related Metabolic Disorders*, 19(suppl.4) : S41-S44, 1995.

34-4 Paffenbarger RS Jr, Hyde RT, Wing AL, Hsieh CC. Physical activity, all-cause mortality, and longevity of college alumni. *New England Journal of Medicine*, 314(10) : 605-613, 1986.

34-5 Crespo CJ, Palmieri MR, Perdomo RP, Mcgee DL, Smit E, Sempos CT, Lee IM, Sorlie PD. The relationship of physical activity and body weight with all-cause mortality: results from the Puerto Rico Heart Health Program. *Annals of Epidemiology*, 12(8):543-552, 2002.